Fernando Ceballos

El manicomio

Fernando Ceballos

El manicomio

Crónicas de una lógica que coloniza subjetividades

PUBLICACIONES UNIVERSITARIAS ARGENTINAS

Impresión
Informacion bibliografica publicada por Deutsche Nationalbibliothek: La Deutsche Nationalbibliothek enumera esa publicacion en Deutsche Nationalbibliografie; datos bibliograficos detallados estan disponibles en Internet en http://dnb.d-nb.de.
Los demás nombres de marcas y nombres de productos mencionados en este libro están sujetos a la marca registrada o la protección de patentes y son marcas comerciales o marcas comerciales registradas de sus respectivos propietarios. El uso de nombres de marcas, nombres de productos, nombres comunes, nombres comerciales, descripciones de productos, etc incluso sin una marca particular en estos publicaciones, de ninguna manera debe interpretarse en el sentido de que estos nombres pueden ser considerados ilimitados en materia de marcas y legislación de protección de marcas, y por lo tanto ser utilizados por cualquier persona.

Imagen de portada: www.ingimage.com

Editor: PUBLICACIONES UNIVERSITARIAS ARGENTINAS es una marca comercial de
Südwestdeutscher Verlag für Hochschulschriften GmbH & Co. KG
Heinrich-Böcking-Str. 6-8, 66121 Saarbrücken, Alemania
Teléfono +49 681 3720-271-1, Fax +49 681 3720-271-0
Correo Electronico: info@svh-verlag.de

Publicado en Alemania
Schaltungsdienst Lange o.H.G., Berlin, Books on Demand GmbH, Norderstedt,
Reha GmbH, Saarbrücken, Amazon Distribution GmbH, Leipzig
ISBN: 978-3-8454-6035-2

Imprint (only for USA, GB)
Bibliographic information published by the Deutsche Nationalbibliothek: The Deutsche Nationalbibliothek lists this publication in the Deutsche Nationalbibliografie; detailed bibliographic data are available in the Internet at http://dnb.d-nb.de.
Any brand names and product names mentioned in this book are subject to trademark, brand or patent protection and are trademarks or registered trademarks of their respective holders. The use of brand names, product names, common names, trade names, product descriptions etc. even without a particular marking in this works is in no way to be construed to mean that such names may be regarded as unrestricted in respect of trademark and brand protection legislation and could thus be used by anyone.

Cover image: www.ingimage.com

Publisher: PUBLICACIONES UNIVERSITARIAS ARGENTINAS
is an imprint of the publishing house
Südwestdeutscher Verlag für Hochschulschriften GmbH & Co. KG
Heinrich-Böcking-Str. 6-8, 66121 Saarbrücken, Germany
Phone +49 681 3720-271-1, Fax +49 681 3720-271-0
Email: info@svh-verlag.de

Printed in the U.S.A.
Printed in the U.K. by (see last page)
ISBN: 978-3-8454-6035-2

Copyright © 2011 by the author and Südwestdeutscher Verlag für Hochschulschriften GmbH & Co. KG and licensors
All rights reserved. Saarbrücken 2011

El manicomio
Crónicas de una lógica que coloniza subjetividades

Fernando Ceballos

El manicomio
Crónicas de una lógica que coloniza subjetividades

Fernando Ceballos

"Nadie es perfecto, nadie es perfecto..." cantaba Adán (veinte años de loquero), una mañana de abril de 2006 en el Hospital Emilio Vidal Abal de Oliva, provincia de Córdoba.

Índice

Prólogo	15
La idea de Cabred	19
Carta a los directores de asilos de locos	33
Cuando las palabras se encuentran colectivamente: la narración	37
La maquinaria	43
I *Crónicas*	51
Sobre todo pobres	51
La observación más allá de la vigilancia	52
Encierro	56
¿Esto es vida?	56

Psicología de la vida cotidiana	58
¿Psicosis o manicomiosis?	59
Des-almaderos	61
Mi primera visión del loco	62
Disciplinamiento	63
El viaje	64
El discurseador	65
Islas	65
Pedagogía manicomial	66
Una crisis manicomial	67
Otra crisis manicomial	70
Presente infinito e imperfecto	72
La cronicidad	73
El cierre	75
Esas bocas son mías	76
Nota de un paciente "de paso"...	79
Certezas	79
Pedido	81
¿Cómo hacer para no quedar atrapados en las sutilezas del asilo?	81
Un lugar de ternura en el "submundo asilar"	82
Los judiciales	84

Agua bendita	87
Carne de manicomio	88
Un caso de Bioseguridad social infectado de desamparo.	89
Teoría de la "microfísica" del poder psiquiátrico.	92
Prácticas que subjetivizan	93
Cuando el que cuida es el cuidado	94
Acrobacias institucionales sin protección	95
Cuando el manicomio quedaba suspendido	96
Fueguitos	100
De perros, silencios oscuros y una lucecita	102
Recursos	104
¿Qué es tenerle miedo a la locura?	106
Verdades	107
El bien y el mal	109
Amaro	111
Bienvenidos a las resistencias al cambio	111
La naturalidad de la obscenidad manicomial	112
Maneras de cuidar-se	113
¿Qué es la experiencia?	116
Cuerpos dóciles, mentes obedientes	119
El malestar hecho cultura	121
Cotidianidades en un centro de día	122

Exceso que desafía los límites	123
Sobreviviente de la psiquiatría	126
¿Quiénes son?	130
El Estado los deja caer	131

II *Espacios colectivos de producción de pensamiento crítico*	137
Tomar la palabra	138
La Plenaria de Enfermería	139
La capacitación como una herramienta de poder ética, política y clínica	142
La escritura para dar cuenta	144

III *Mensajes para sanar una historia*	147
Reflexión final	151
Bibliografía	155

Prólogo[1]

Marcelo Percia[2]

Estimado Fernando: acabo de leer tu texto. Siento que tus palabras nos ubican en una misma frontera. No se trata sólo de

---
[1] Este prólogo es parte de un correo electrónico enviado por Marcelo Percia ante el convite de leer por primera vez el texto completo.
[2] Marcelo Percia, es licenciado en psicología, psicoanalista, profesor de la Facultad de Psicología de la Universidad de Buenos Aires y trabajador del Hospital Estévez de la provincia de Buenos Aires. Ha publicado: *Notas para pensar lo grupal* (1991), *Una subjetividad que se inventa* (1994), *Clínica del crack-up. Ficciones psicoanalíticas* (2001), *Deliberar la psicosis* (2004) y *Alejandra Pizarnik, maestra del psicoanálisis* (2008). Compilador de los volúmenes *Ensayo y subjetividad* (1998), *Salud y Subjetividad. Capacitación con enfermeras y enfermeros en un psiquiátrico* (1998) y *El ensayo como clínica de la subjetividad* (2001). Miembro del comité de redacción de la revista *Pensamiento de los Confines*. Y responsable de numerosos textos que se relacionan con la clínica, la salud, el ensayo.

la frontera de la ciencia, sino la de un pensamiento que actúa en situaciones límites. Somos un par de cómplices que no necesitan reunirse, conocerse la cara o conversar en un mismo salón para saber que estamos cerca. Somos *los fronterizos* (no ese grupo de músicos que se formó en Salta en los años cincuenta): los que habitamos la línea invisible de las separaciones. Los exiliados de las posiciones instituidas.

Linderos (no por lindos sino por contiguos) de la palabra. Como se dice en tu texto: linderos del momento en que la locura insiste (siempre insiste) en hablar. Linderos como *Adán*, internado hace veinte años en el Hospital Oliva de Córdoba, que canta para sí mismo una mañana de abril que "Nadie es perfecto..." o linderos como *Carlitos*, con otros veinte de encierro, que piensa que mejor es estar en la cárcel porque, por lo menos, tenés una condena y sabés cuando vas a salir o linderos como *Tita* desterrada e infectada de desamparo o linderos como *Diego* que sale a caminar para que se le pase el efecto de la medicación más rápido o linderos como *Daniel* que se toma todo el vino para que alguien lo duerma de una piña.

Tu libro es también fronterizo por los bordados delgados que trazás entre lecturas y experiencias: el escrito muestra esa labor de tejer ideas con citas precisas de otros autores. Alguna vez habrá que decir que el pensamiento clínico no es el de la memorización académica ni el que acumula y menciona teorías para autorizarse o cubrirse, sino el de las citas: el de los llamados y encuentros con otros que también naufragaron, porque las psicosis son, entre otras cosas, la experiencia del naufragio de las naves seguras de la civilización.

En tu libro, la palabra *loquero* designa un espacio lindero al manicomio: el loquero es el manicomio intervenido por tus palabras de ternura, el loquero es la resistencia todavía no arrasada por la crueldad. La irrupción, siempre sorprendente (en el límite de a inhumanidad) del deseo de humanidad.

Tu texto es una voz del loquero, un escrito que sabe que las formas de vivir adentro no son muy diferentes a las formas de vivir afuera. Sólo un lindero, como vos (Ceballos) puede relatar, desde el umbral, furioso esa cotidianeidad brutal, naturalizada, replicada en cada psiquiátrico: la pintura manicomial de gente sentada, limpita, medicada, fumando, tomando mate, esperando la comida, las pastillas, la visita, la nada.

En la atmósfera de estas páginas, el loquero no huele igual que el manicomio. El manicomio como *desalmadero* (¡era hora de que alguien inventara esa palabra!) es una crueldad que desparrama un hedor ácido. El loquero intervenido por tus palabras *sabe* (a la vez) a amarguras y dulzuras.

Presencias amargas y dulces de linderos como *El Gordo* (psiquiatra jefe de la guardia interdisciplinaria del viernes) que parece esos detectives de la novela negra norteamericana de Dashiell Hammett y Raymond Chandler. No un mediquito acostumbrado a enigmas difíciles (como Isidro Parodi de Borges y Bioy Casares que resuelve los casos sin moverse de su celda); ni un disciplinador a troche y moche (o, para estar acordes con el laboratorio suizo, a *roche* toda la noche). Tampoco un paternalista que le sigue la corriente a un loquito sin escuchar nada: *El Gordo* es un tanguero, un muchacho de barrio, un solitario casi desprendido del sistema, un practicante del psicoanálisis de los linderos. Un tipo que todo el tiempo es tomado por sorpresa: que improvisa, que sigue sus impulsos inmediatos. Un personaje, naufragado, en una institución violenta, corrupta, mafiosa, traficante, pero que (de pronto) sabe que puede hacer algo y lo hace.

Las acciones clínicas de *El Gordo* son erráticas: frágiles y consistentes, inverosímiles y posibles, en un espacio degradado, desordenado, desinteresado por el otro. *El Gordo* no se ampara en un saber psiquiátrico, esas certezas no tienen credibilidad para él: es un lindero que asume lógicas eventuales, que golpea la imaginación, que practica el poder evocativo (azaroso y accidental) de la conversación y del teatro de la calle.

Me gustaría ser ese *Gordo* que tan bien arrancas de las sombras. En la misma frontera, entonces, te leo: no hay otro lugar para nosotros.

Gracias Fernando por enviarme tu texto.

Un abrazo lindero, hasta siempre.

Marcelo.

La idea de Cabred[1]

"*Hace pocos días celebrábamos, en la provincia de Buenos Aires, el acontecimiento de la fundación de un instituto médico pedagógico para retardados.*

Hoy, por una sucesión lógica, impuesta por la necesidades del país, nos toca, igualmente, festejar la colocación de la primera piedra de un asilo colonia regional de alienados.

La fundación de este establecimiento se lleva, también, a cabo, en virtud de la ley número 4953, promulgada el 28 de julio de 1906, que tantos servicios va a prestar al país... la necesidad de construir asilos para alienados es muy urgente en nuestro país.

---

[1] Texto extraído de MALDONADO, A.; PEDRAZA, G. y NAIDES, E.; "*El asilo. Memorias de la vida cotidiana (Oliva, 1914 – 2001)*". Noviembre de 2002.

El número de insanos alojados en los establecimientos de Capital Federal es muy superior a lo que permite la capacidad higiénica de ellos, y el tratamiento médico deja así mucho que desear... Sabido es, además, que en todas las provincias y territorios nacionales hay muchos insanos menesterosos que carecen de todo tratamiento, y que, únicamente, cuando constituyen un motivo de peligro, son remitidos a los asilos de la capital... he solicitado insistentemente, desde muchos años atrás, la creación de dos asilos colonias regionales: uno, en provincia de Córdoba; y otro, en la de Santa fe, como medio de solucionar, de una vez, el problema de hospitalización científica y económica de los alienados... inspirados en los mejores modelos de instituciones similares alemanas y en la floreciente Colonia Nacional de Alienados de Luján... Forman parte de un vasto programa, los asilos para alienados, para retardados, para cretinos, para alcohólicos, para epilépticos, para ancianos, para niños vagabundos; hospitales generales, hospitales especiales para tuberculosos, para leprosos, para infecciosos, para palúdicos, para crónicos atacados de dolencias comunes, etc... realizadas, como lo serán en breve, esas obras tan necesarias, que son la característica más hermosa de la solidaridad humana, la Argentina se habrá colocado a la altura de las naciones más civilizadas de la tierra.

...Señalemos los principios de la medicina mental a que responde el asilo que hoy comienza a levantarse, los medios con que cuenta para llevarlos a término, y los resultados que se obtendrán. Ya el nombre asilo colonia indica que es un sistema de puertas abiertas -open-door- el que lo caracteriza.

Con esta breve y conceptuosa fórmula se designa un conjunto de disposiciones de orden material y de régimen interno, que tienden, todas, a dar al establecimiento el aspecto de un pueblo, a proporcionar a sus moradores la mayor suma de libertad, compatible con su estado de locura, y a hacer del trabajo uno de los elementos más importantes del tratamiento moral. Este sistema, que parece tan natural y tan lógico, ha empezado a implementarse en Europa, hace apenas cuarenta años...

El ambiente de calma, de tranquilidad, que se formó en los asilos merced al nuevo sistema, hizo comprender que, no sólo era innecesario, sino también perjudicial el triste enclaustramiento a que se hallaban sometidos los enfermos. Y así, poco a poco, el sistema hasta entonces usado, de edificios monumentales, macizos, unidos, con gran números de celdas, fue reemplazado por el de pabellones separados, que permite dar más libertad y clasificar mejor a los alienados, con positiva ventaja también, para la higiene de los establecimientos...

La aplicación del trabajo, en todas sus formas, como modificador mental, ha venido haciéndose en escala cada vez mayor.

Sin descuidar el trabajo de los talleres, que ya funcionaban en los asilos cerrados, se ha dado la mayor amplitud posible a las faenas al aire libre, que son las más favorables para la salud del cuerpo y del espíritu, dotándose a los asilos de puertas abiertas, de grandes zonas de cultivo...

El asilo colonia regional para alienados de ambos sexos, que hoy comienza a construirse, satisface plenamente las exigencias de tratamiento moderno, cuyos principios científicos y humanitarios acabamos de exponer. Se levanta en una feraz llanura de seiscientas hectáreas, próximo a una de las líneas férreas más importantes del país, que permite la fácil traslación de los enfermos del norte, del centro, del litoral y aún de la parte andina, que recibirá necesariamente en los primeros tiempos, pues sólo está destinado, en el porvenir, para los de las dos primeras regiones. Se compone de pabellones completamente separados, sin alineación simétrica, diseminados en una vasta extensión, en medio de jardines. No habrá muros de circunvalación que oculten el horizonte, ni nada que despierte la idea de encierro, y así la ilusión de libertad será perfecta. Los edificios son en forma de chalets, rodeados de galerías, sencillos, elegantes y confortables; y dentro de este estilo arquitectónico, tienen sus variantes que evitan la monotonía.

Consta de dos grandes secciones, en que los sexos se hallan suficientemente separados; y cada una de estas secciones está dividida en otras dos: el asilo central y la colonia propiamente dicha, cuyos pabellones, perfectamente diferenciados, poseen una disposición apropiada a los servicios que deben llenar.

En el asilo central serán tratados los enfermos agudos, los crónicos que tengan episodios de este carácter, los debilitados, y los que, por cualquier razón, requieran la clinoterapia o la vigilancia continua. Los padecimientos intercurrentes también se atienden en esta sección.

La colonia está destinada a los convalecientes, a los tranquilos y a los crónicos inofensivos, que se ocuparán de las más variadas tareas y gozarán del open-door en toda su amplitud.

En la parte central del establecimiento se hallan: la iglesia, el teatro, los talleres, la casa de máquinas, la cocina, etc. y en las afueras de este pequeño pueblo de alienados se encuentra: la lechería, el criadero de plantas, el de aves y el de cerdos, rodeados de los campos de cultivo que le forman al asilo una verde cintura.

Fuera del bienestar material que gozarán los enfermos en estas villas, cómodas y alegres, bajo un régimen de dulzura y de abundancia, sentirán también un gran bienestar moral, no sólo por el hecho de vivir en libertad, sino también porque se empleará todo género de entretenimientos, como juego al aire libre, de salón, paseos, bailes, conciertos, gramófonos, cinematógrafos, representaciones teatrales, etc., que influyen favorablemente en la dirección de las ideas y los sentimientos.

Puede afirmarse, por consiguiente, que la cifra que se obtendrá de curaciones y mejorías en el nuevo asilo de puertas abiertas será más satisfactoria, y siempre superior a la que ofrecen las estadísticas de los manicomios cerrados de la Capital Federal. Abonan este halagüeño pronóstico, los resultados conseguidos en la Colonia Nacional de Alienados de Luján, y en los establecimientos europeos de la misma clase. Igual afirmación cabe hacer respecto a los resultados económicos, pues el cultivo de la tierra, el trabajo en talleres, etc., darán un rendimiento considerable.

Visitando, hace algunos años, los asilos de Alemania, encontré, en uno de los más hermosos-el de Hersberge-, una inscripción, colocada al frente, que sintetiza su objeto y que dice así: "para la protección de la luz del espíritu".

Hagamos votos, Excmo. Señor Presidente, señores Ministros, señoras y señores, porque el establecimiento que hoy comienza a levantarse, que también será uno de los más bellos del mundo, pueda realizar ampliamente y lo más pronto posible, esa noble divisa, en bien de los alienados y en honor de la cultura moral de nuestro país".

Este texto (extraído del libro *"El asilo. Memorias de la vida cotidiana"*), es una parte del discurso que el Dr. Domingo Cabred dio al colocar la piedra fundamental del Asilo Colonia Mixto de Alienados de Oliva, en la provincia de Córdoba (hoy Hospital Emilio Vidal Abal), el 10 de diciembre de 1908. Cinco años y medio tardaron en erigirse las magníficas obras que cambiarían para siempre ese paisaje pampeano, y el 4 de julio de 1914 se abrirían las puertas del hospicio, e ingresarían las primeras noventa y nueve personas que habían sido diagnosticadas como enfermos mentales. A escasos seis meses, el asilo ya contaba mil doscientas personas ha rehabilitar, en veinte años llegó a albergar a cinco mil almas, conformándose en unos de los manicomios más grandes de Sudamérica. Al día de hoy cerca de cincuenta mil personas han estado internadas en este establecimiento.

Cabred, instaló en la Argentina el sistema de hospitales psiquiátricos de puertas abiertas copiando los modelos europeos que inspiraban una nueva corriente de asistencia de la locura.

El crecimiento de las grandes urbes europeas en el siglo XVIII hizo que se pensara en otra posibilidad de asistencia a la sinrazón, ya que los hospicios habían quedado incrustados entre la población y se temía que el contagio de la locura se expandiera fácilmente entre la gente. En esos espacios cerrados, oscuros e indignos estaba el mal (la lepra, los mendigos, las prostitutas, los locos), y de ahora en adelante podía esparcirse y hacer que reinara el terror. Por lo tanto se pensó en sacar el mal fuera de las ciudades. Cuidar de que estén bien cuidados los que están adentro y cuidarse de que no salgan. Cuidar y cuidarse celosamente de la inmoralidad, de la irracionalidad, de la peligrosidad de personas diferentes. Michael Foucault dice *"...es suficiente recordar el valor, moral y medicinal, que se atribuye en la misma época al aire de campo (salud corporal, vigor del alma)".* Es así como nacen instituciones como los asilos, colonias o manicomios alejados de las ciudades, instituidas desde la sociedad para protegerse de lo monstruoso e incorregible de la locura, que en su momento y en la actualidad funcionaron como control social, colocando a la locura como semejante a la pobreza, la prostitución, la lepra, la homosexualidad, la delincuencia, etc.

"Se sueña con un asilo que, sin dejar de conservar sus funciones esenciales, sea arreglado de tal manera que el mal vegete allí para siempre, sin difundirse jamás; un asilo que contenga por completo a la sinrazón y que la ofrezca como espectáculo, como un espectáculo que no amenace a los espectadores, y que no exista el contagio. Un asilo

restituido a su realidad de jaula. Este confinamiento "esterilizado" se proyectará como instrumento pedagógico, un espectáculo altamente demostrativo de los inconvenientes de la inmoralidad", relata Foucault en la Historia de la Locura en la Época Clásica.

Entonces Domingo Cabred, después de haber propiciado la creación de la Colonia de Open-Door en la provincia de Buenos Aires, comienza a gestar la Colonia de Alienados de Oliva en el centro de la provincia de Córdoba allá por 1899, trayendo del viejo mundo prácticas y teorías innovadoras de asistencia a la locura. Inglaterra, Francia y Alemania son los países que visita para copiar todo y establecerlo por estos lugares. No sólo se copió la teoría y la práctica, sino también la infraestructura edilicia, que para aquella época era revolucionaria: Open Door (puertas abiertas). Cabred, uno de los más importantes higienistas[2] de nuestro país, sostenía que a través de este sistema se creaba en la persona internada "una sensación de libertad total", permitiendo tratos más humanitarios que habían comenzado a impartirse desde la experiencia de JeanBaptiste Pussin (1745-1811) y su esposa Margarita, guardianes de los locos en el hospicio de Bicêtre, en donde había sido médico Philippe Pinel (1745-1826), viendo que una actitud firme pero benévola era más eficaz para calmar a los locos furiosos que encadenarlos, y así empezó a quitar las cadenas a los que se mantenían sujetos. Pussin hace notar, en este acto, que los alienados pueden "moverse en libertad", al aire libre, en los patios del hospicio sin agredir a los otros instituyendo así un régimen de *no restraint* parcial.

Philippe Pinel[3] toma esta experiencia del que es considerado

---

[2] El higienismo es una corriente que nace en la primera mitad del siglo XIX con el liberalismo, cuando los gobernantes comienzan a reparar con más detenimiento en la salud de la ciudad y sus habitantes. Se consideraba la enfermedad como un fenómeno social que abarcaba todos los aspectos de la vida humana.[1] La necesidad de mantener determinadas condiciones de salubridad en el ambiente de la ciudad mediante la instalación de agua corriente, cloacas, iluminación en las calles, y de poder controlar las epidemias fueron dando forma a esta corriente.

[3] Philippe Pinel nació el 20 de abril de 1745 en una familia de médicos. Considerado el fundador de la psiquiatría en Francia, figura en la historia de la medicina como nosógrafo y clínico. Autor de *Nosographie philosophique ou Méthode de l'analyse appliquée a la mèdecine*, aparecida en 1798, el médico de la Salpêtrière basó su clasificación de las enfermedades menos sobre los síntomas que sobre los órganos lesionados. Aunque haya desarrollado el "tratamiento moral" ya aplicado por los médicos

el primer enfermero psiquiátrico y se complementa con Pussin, inaugurando así el *"tratamiento moral"*.

El alienismo[4] fue otra corriente de asistencia de la locura, que abrazada por Cabred y tantos otros en nuestro país inspiraron lo que fue en sus comienzos la psiquiatría argentina, y que muy pronto fue produciendo la instalación de los primeros manicomios y de la práctica alienista en todo nuestro país.

Con el surgimiento en nuestro país de estas colonias de puertas abiertas nace todo un aparato ideológico, psiquiátrico-jurídico, teórico y disciplinador que va a tener la ley *4953, promulgada el 28 de julio de 1906,* como pilar fundamental para toda su implementación política, determinando un tratamiento innovador de la locura para la época. Provincias como Buenos Aires, Córdoba, Entre Ríos y Santa Fe, entre las más pobladas del país, se vieron "beneficiadas" con la construcción de estos pequeños "pueblos de locos" que superaban, y algunos todavía hoy superan, las mil personas, a los cuales siempre se va retornar para excluir al sufrimiento subjetivo que no puede ser "curado" por el saber médico.

En todo ese proceso incipiente es utilizada la producción de la enfermedad mental como objeto médico y, con eso, toda una práctica de diagnóstico, medicalización y estructuración de paradigmas biologistas que justificaban la intervención psiquiátrica. En el interior de estas instituciones la palabra del médico es la que se tiene en cuenta, todo lo que se hace o se va a hacer deber tener una "orden médica". Todo debe pasar por el médico, por ese único saber *calificado conceptual y científicamente como superior*. El poder

---

ingleses, al demostrar que hay siempre en el alienado trazas de razón que permite restablecer en una especie de alianza terapéutica, el diálogo interrumpido por la locura, se interesó sobre todo en la reglamentación de la institución hospitalaria psiquiátrica a la que se llamaría "asilo".

[4] El Alienismo fue el antecedente de la Psiquiatría, consideraba a los diferentes trastornos como alienaciones, termino símil al de enajenación. Los diferentes trastornos fueron considerados en el pasado como posesiones, posesiones de entidades, posesiones del Demonio. Estas posesiones pasaron a considerarse como entidades psiquiátricas, así el Alienismo al evolucionar en la Psiquiatría, psicologizó, sus conceptos como el de estas entidades, pasando su objeto de estudio del alma, a la mente y después al Psiquismo; sin poder desembarazarse totalmente aun de supuestos como el ser, el si mismo, el yo, ego la persona y la personalidad.

psiquiátrico así consolidado políticamente en el corazón mismo del asilo, es utilizado como dirección hacia la cura de la locura. El tratamiento moral es definido claramente por Pinel como: *"El arte de subyugar y domesticar, por así decirlo, al alienado, poniéndolo bajo la estricta dependencia de un hombre que, por sus cualidades físicas y morales, tenga la capacidad de ejercer sobre él un influjo irresistible y modificar el encadenamiento vicioso de sus ideas".* Esta manera de asistir, no sólo definió la cura clásica, sino que elaboró prácticas y estrategias, y las llevó a un punto de perfección que permite hoy comprender los mecanismos generales puestos en acción por la psiquiatría. De esta manera el gesto de Pinel, al liberar las cadenas de los locos, no posibilita su inscripción en un espacio de libertad, sino, por el contrario, funda la ciencia que los clasifica y los sujeta como objetos de saberes/discursos/prácticas actualizados en la institución de la enfermedad mental. Podemos rescatar a través de la mirada de Foucault, ciertas maniobras utilizadas para la curación en el asilo[5] de aquella época y su relación con prácticas actuales:

Maniobra 1: *Desequilibrar de entrada el poder y transferirlo hacia el médico.* Se trata además de docilizar a la persona, de vulnerar, reducir la omnipotencia de la locura mediante la manifestación de otra voluntad, más vigorosa y dotada de un poder superior.

Maniobra 2: *Reutilización del lenguaje.* El lenguaje que vuelve a enseñarse al enfermo no le servirá para recuperar la verdad; el lenguaje que le obligan a reaprender es un lenguaje que debe dejar traslucir la realidad de un orden, una disciplina, un poder que se le impone. Un lenguaje portador de imperativos que se ajustan a todo un sistema de poder. Es el lenguaje propio del asilo, que asigna nombres definitorios de la jerarquía asilar; es el lenguaje del amo.

Maniobra 3: *Ordenamiento u organización de las necesidades.* En el fondo, se trata de generar en el enfermo un estado de carencia cuidadosamente alimentado: es preciso mantenerlo por debajo de una línea media de su existencia. De ahí toda una serie de tácticas. *La táctica de la ropa,* uniformidad en la misma vestimenta. *La táctica de la comida,* sobria y racionada, no dada a voluntad sino en raciones,

---

[5] FOUCAULT, M., "El poder Psiquiátrico". Fondo de la Cultura Económica. Bs. As. 2005.

en la medida de lo posible, deben estar por debajo de la media. Así mismo se lo priva de platos, cubiertos, vasos, etc. *La táctica de actividad laboral,* no solamente el trabajo es pensado como un factor de orden, disciplina y regularidad, sino porque permite incluir en él un sistema de retribución; retribución que debe ser suficiente para satisfacer las necesidades generadas por la carencia asilar: comida, ropa, tabaco, yerba, etc. *La táctica de la gran carencia organizada por la disciplina asilar: la falta de libertad.* El aislamiento se transforma así en elemento esencial para lograr en la persona internada una nueva necesidad, la necesidad de libertad. Así el poder psiquiátrico en su forma asilar, es generador de necesidades y a su vez gerente de la carencias que él mismo establece.

Maniobra 4: *El dispositivo del enunciado de la verdad.* Es preciso que el enfermo diga la verdad. La importancia del relato autobiográfico en el enunciado de la verdad. Lo indispensable no es que perciba la cosa sino que la diga, aunque lo haga bajo el apremio de la ducha. El mero hecho de decir algo que sea verdad tiene de por sí una función; una confesión, aun bajo apremio, tiene mayor eficacia terapéutica que una idea justa o una percepción exacta, si no se expresan.

Todos estos elementos combinados definían el marco de la cura, de la cual, sin proponer jamás una explicación teórica, se esperaba la curación. Toda esta estructura de exclusión y sumisión, toda esta parafernalia tecnológica de dominación necesitaba de operadores que no tengan otra *función que la de vigilar, controlar, silenciar y castigar.* Operadores que acaten órdenes sin discutir y estén alerta ante cualquier anormalidad que atente contra el mandato preestablecido. Operadores que una vez dominados por ese poder soberano, dominen al resto: el loco.

Además de la cura, existe otro atributo importantísimo para comprender el funcionamiento de este tipo de instituciones, es el avasallamiento de la lógica de la vida cotidiana: *"todas las actividades se desarrollan en un mismo lugar; no existe separación espacial, una misma autoridad rige para todo, las personas están permanentemente acompañadas de otras personas, haciendo juntas lo mismo, las actividades están programadas y la secuencia de las mismas es impuesta a través de normas explícitas y del personal especializado;*

el plan de actividades responde a los objetivos de la institución, sin discriminar de acuerdo a necesidades específicas y personales". Erving Goffman[6] culmina señalando que *"como consecuencia de todo esto, la actividad principal del personal que trabaja en estas instituciones es la vigilancia: controlar que todos hagan lo que se les exige y evitar que se perturbe el clima de sometimiento general".*

Para completar este proceso de empobrecimiento psicosocial, es común que se recomiende al personal que está en contacto directo con la locura: "un trato afectuoso pero distante, para no generar confusiones en el paciente ni sufrimiento en el personal". Cada uno debe mantenerse modestamente en su lugar, a guardar las distancias o a mantener su rango, a no familiarizarse; práctica frecuente en las instituciones totales que tiene que ver con el no reconocimiento de un semejante o la persona devenida en cosa, y que se relaciona indudablemente con el ejercicio de un poder normalizador y ordenador.

Esta tarea de disciplinamiento tanto para la locura como para sus cuidadores, implementada desde el siglo XVIII en el viejo mundo y rescatada por Cabred, fue una táctica para distribuir las singularidades en el espacio asilar, permitir acumulaciones temporales que puedan tener concretamente una eficacia máxima en el plano de la actividad productiva. Estas colonias estaban pensadas para ser autoabastecidas, es por ello que se piensa al trabajo (ergoterapia) como un método terapéutico para la rehabilitación del enfermo. Entendido éste como una forma de "pago" que el loco debía realizar por la dádiva de casa, asistencia y comida que le impartía el Estado. Todo lo que se hacía (y se hace actualmente) sigue ese designio divino de redimir las culpas, a través de la exclusión de seres inútiles e indignos social y moralmente por ser catalogados como peligrosos para la sociedad. Todo un sistema de normalización que tenía entre otros objetivos, la sujeción espacial, la optimización del tiempo, el cuidado y el despojo de las fuerzas del cuerpo por una ordenación de los gestos, las conductas, las actitudes, la constitución de una vigilancia permanente y un poder correctivo y, por último,

---

[6] GOFFMAN, E., "Internados: ensayo sobre la situación social de los enfermos mentales". Buenos Aires, Amorrortu, 1972.

la organización de un poder sistematizado que, en sí mismo, en su ejercicio, es desconocido, no individual, pero arrastra siempre a una fijación de los sometidos.

Pero es indudable que, si bien esa práctica era innovadora en nuestro país por aquellos años, el objetivo era otro, y estaba orientado para que las personas permanecieran al margen, afuera, encerradas; aunque ocupadas para producir y devolverle, al estado benefactor, aquello que les era dado para su manutención. El trabajo no tenía que ver con prepararse para un afuera, para poder conseguir un oficio que dignificara a la persona, todo lo contrario: había que prepararse para quedarse para siempre en la inmensidad del loquero. Esa era la estrategia del dispositivo laboral y el más importante desde lo "terapéutico" que proponía el hospicio.

El trabajo, si bien era pensado como terapéutico, en la práctica sólo era (y es) una herramienta de ordenamiento, control y dominación de los sentimientos, los arrebatos y los discursos que fijaba al individuo insano a la telaraña de la cronicidad y no a una estrategia terapéutica que vehiculizara su reinserción en el seno familiar y sociocultural.

Si bien en los Anuarios de la Colonia de Alienados de Oliva, los médicos teorizaban sobre la importancia del trabajo como una actividad terapéutica, y decían como por ejemplo, Conrado Ferrer, con respecto al alienado que "se llegaría a convertirlo en un ser útil y producir lo suficiente para dejar de ser un parásito social, bastándose a *si mismo y ayudando a sus hermanos de desgracia, cuyo estado físico los imposibilita a trabajar*"[7]. La realidad no se condecía en nada con la teoría, ya que cada vez era mayor la cantidad de pacientes que ingresaban a la Colonia, debiendo cerrar el ingreso de pacientes en 1934 dada la imposibilidad de hacerse cargo de semejante número de personas: cinco mil.

Los escritos de aquella época dan cuenta de la contradicción a la que llegaban los médicos, ya sea por la excesiva cantidad de internos que permitían en la colonia, ya sea porque el personal de vigilancia era insuficiente. El mismo Ferrer en 1933, con más de

---

[7] FERRER, C., Anuario 1933-1934 de Colonia de Alienados de Oliva, página 40-41, El Trabajo en los Alienados.

cuatro mil personas internadas y cuatrocientos cuarenta agentes de servicio, sostenía que el 70% de los primeros pertenecía a zonas donde sólo se dedicaban a las faenas rurales. Era de esperarse que gran parte de estas personas realizasen algún tipo de trabajo en el campo, pero contrariamente a esto, las estadísticas de las labores citadas en un Anuario a veinte años de inaugurado el Asilo, dicen que el mayor número de pacientes que trabajaba lo hacía en tareas que tenían relación con actividades propias de la institución (mucamos, mandaderos, enfermeros, entre otras), y claramente se los utilizaba para "cubrir huecos" que dejaba el manicomio. Como puntualiza Zito Lema "*... tampoco será atrapado por el andamiaje manicomial quien funcionaliza su perturbación en beneficio del sistema. Aquel que es funcional a la estructura es tenido en cuenta por ella, no para su rehabilitación, sino para la conservación de la misma*".

Para la realización de todo este trabajo se necesitaba y se necesita de una secuencia de relevos, redes y apoyos recíprocos para afianzar el saber médico; eso fue encomendado, en principio, a dos figuras que van a marcar mucho del hacer de Enfermería con la locura. Una de ellas era el vigilante, a quien se reservaba la tarea de informar sobre los enfermos, ser la mirada no armada, no erudita, una especie de canal óptico a través del cual va a funcionar la mirada erudita, es decir la mirada objetiva del propio médico. Tenían autoridad sobre los sirvientes, y son a la vez los amos de los últimos amos y aquel cuyo discurso, la mirada, las observaciones y los informes deben permitir la constitución del saber médico. *Todo vigilante debe tener una contextura corporal bien proporcionada, músculos llenos de fuerza y vigor, un continente orgulloso e intrépido cuando llegue el caso, una voz cuyo tono, de ser necesario, sea fulminante; además, el vigilante debe ser de una probidad severa, de costumbres puras, de una firmeza compatible con formas suaves y persuasivas... y de una docilidad absoluta a las órdenes del médico.*

Como complemento de estos custodios de la locura, estaban los sirvientes, que son el último relevo de la red. Éste debe no sólo ponerse al servicio de los vigilantes, sino también al servicio de los enfermos (simulacro de cuidado); de esta manera el sirviente dará vuelta alrededor de los enfermos y los mirará en su cotidianidad, y así conocerá su voluntad, sus deseos. Y va a informar lo que es digno de nota al vigilante, y éste a su vez al médico. *Los sirvientes o guardianes deben ser altos, fuertes, probos, inteligentes, limpios en su persona y en su vestimenta. A fin de tratar con tiento la extrema sensibilidad de algunos alienados…*

Michel Foucault, profundiza más sobre el trabajo en los manicomio, y encuentra lo que para él es la esencia de la exclusión, "*… en efecto, la relación entre la práctica de la internación y las exigencias del trabajo no está definida, ni mucho menos, por las exigencias de la economía. Una visión moral la sostiene y la anida*"[8]. Por sobre todas las cosas, el encausamiento del anormal a través de una razón ética, que justifica casi todo lo que se pueda hacer con él y de él.

A lo largo del tiempo, y con el advenimiento de nuevas terapéuticas, nunca más se pudo desbaratar todo este dispositivo de saber-poder psiquiátrico-jurídico que atravesó las prácticas en los asilos de alienados devenidos en hospitales psiquiátricos en la actualidad, y que además definió toda una cultura social y familiar de abordaje e intervención sobre la locura.

---

[8] FOUCAULT, M., "Historia de la locura en la época clásica". Breviarios. Fondo de Cultura Económica. Séptima reimpresión. II edición. México 1998.

Carta a los Directores de Asilos de locos

Señores:

Las leyes, las costumbres, les conceden el derecho de medir el espíritu. Esta jurisdicción soberana y terrible, ustedes la ejercen con su entendimiento. No nos hagan reír. La credulidad de los pueblos civilizados, de los especialistas, de los gobernantes, reviste a la psiquiatría de inexplicables luces sobrenaturales. La profesión que ustedes ejercen está juzgada de antemano. No pensamos discutir aquí el valor de esa ciencia, ni la dudosa realidad de las enfermedades mentales. Pero por cada cien pretendidas patogenias, donde se desencadena la confusión de la materia y del espíritu, por cada cien clasificaciones donde las más vagas son también las únicas utilizables, ¿cuántas nobles tentativas se han hecho para acercarse al mundo mental el que viven todos aquellos que ustedes han encerrado? ¿Cuántos de ustedes, por ejemplo, consideran que el sueño del demente precoz o las imágenes que lo acosan, son algo más que una ensalada de palabras?

No nos sorprende ver hasta qué punto ustedes están por debajo de una tarea para la que sólo hay muy pocos predestinados. Pero nos rebelamos contra el derecho concedido a ciertos hombres incapacitados o no de dar por terminadas sus investigaciones en el campo de la mente con un veredicto de prisión perpetua.

¡Y qué encarcelamiento! Se sabe nunca se sabrá lo suficiente que los asilos, lejos de ser »asilos«, son cárceles horrendas donde los recluidos proveen mano de obra gratuita y cómoda, y donde la brutalidad es norma. Y ustedes toleran todo esto. El hospicio de alienados, bajo el amparo de la ciencia y de la justicia, es comparable a los cuarteles, a las cárceles, a los presidios.

No nos referimos aquí a las internaciones arbitrarias, para evitarles las molestias de un fácil desmentido.

Afirmamos que gran parte de sus internados completamente locos según la definición oficial están también recluidos arbitrariamente. Y no podemos admitir que se impida el libre desenvolvimiento de un delirio, tan legítimo y lógico como cualquier otra serie de ideas y de actos humanos. La represión de las reacciones antisociales es tan quimérica como inaceptable en principio. Todos los actos individuales son antisociales. Los locos son las víctimas individuales por excelencia de la dictadura social. Y en nombre de esa individualidad, que es patrimonio del hombre, reclamamos la libertad de esos galeotes de la sensibilidad, ya que no está dentro de las facultades de la ley el condenar a encierro a todos aquellos que piensan y obran.

Sin insistir en el carácter verdaderamente genial de las manifestaciones de ciertos locos, en la medida de nuestra aptitud para estimarlas, afirmamos la legitimidad absoluta de su concepción de la realidad y de todos los actos que de ella se derivan.

Esperamos que mañana por la mañana, a la hora de la visita médica, recuerden esto, cuando traten de conversar sin léxico con esos hombres sobre los cuales reconózcanlo sólo tienen la superioridad que da la fuerza.

Antonin Artaud[1]

---

[1] En 1920, a la edad de 24 años Antonin Artaud llega a París con la intención de consagrarse al teatro. A comienzos del año 1925 funda una "Central de Investigacio-

nes Surrealistas". Sus textos, impregnados de un abierto ardor insurreccional, están redactados en forma de cartas abiertas y dirigidos contra aquellas instituciones o sus representantes frente a los cuales el surrealismo comienza a organizar ya su clamor de protesta. A los 45 años es internado en el hospicio de Rodez por un prolongado período. Allí escribe entre otras cosas esta carta.

Cuando las palabras se encuentran colectivamente: la narración

Pienso a la experiencia como productora del texto, como motora de acontecimientos en donde la recuperación de los saberes olvidados es su horizonte. Horizonte en donde aparece la historia de un interés por transmitir un conocimiento negado. El acceso a la cultura comienza cuando el trabajador se calza el traje de narrador. Ese es el punto de arribo de una trayectoria, de un aprendizaje acumulado en lo cotidiano que demuestra como ese saber aprehendido puede invadir las prácticas reorganizando el seno mismo donde se produce el discurso absoluto. Narrar es narrarse, contarse a través de otros, con otros, para otros, por otros. Inventarnos una historia que tiene mucho de real, pero necesariamente está atravesada por la ficción.

"*Estas notaciones sólo esbozan con cuánta sutil complejidad los relatos, cotidianos o literarios, son nuestros transportes colectivos.*

Todo relato es un relato de viaje, una práctica del espacio. Por esta razón, tiene importancia para las prácticas cotidianas; forma parte de éstas (...) estas aventuras narradas, que de una sola vez producen geografías de acciones y derivan hacia los lugares comunes de un orden, no constituyen solamente un "suplemento" de las enunciaciones peatonales y las retóricas caminantes. No se limitan a desplazarlas y trasladarlas al campo del lenguaje. En realidad, organizan los andares. Hacen el viaje, antes o al mismo tiempo que los pies lo ejecutan"[1].

Existen momentos en la vida una persona que son dignos de memoria por el impacto que han producido en esa humanidad, es necesario un relato y es ese relato que va cartografiando la verdad que en ese recorte de la historia está en juego. Y a medida que la historia se va narrando, el relato mismo, de un modo siempre ficcional, se transforma en experiencia.

Fernando Ulloa, cuando habla de la escritura la compara con la escritura de una vivienda. Uno toma posesión de una casa cuando la escritura. Entonces cuando habla de escribir, nos dice que un trabajador se adueña de su hacer cuando puede plasmarlo en la escritura. Allí verdaderamente, dice, toma posesión de su práctica, y la transforma en saber, en conocimiento.

Siempre existe un momento en donde aquel que impone el lenguaje, se calla, se ausenta, no lo dice todo, entonces justo allí aparece el quiebre, la discontinuidad en donde nuevas o viejas formas discursivas negadas aparecen emancipadoramente fundando una transgresión.

La escritura es uno de los acontecimientos de mayor subjetivación de la persona, que incluye la presencia de una diversidad de otros que pueden criticarla o aprobarla.

Pienso a la escritura como una genealogía que da lugar a otra forma de historia donde las máscaras son quitadas y los misterios develados, deviniendo un saber histórico de las luchas cotidianas que perseveran, más allá de lo absoluto que atonta, y la viabilidad de utilizar ese saber para la transformación de las estrategias actuales.

---

[1] Michael de Certeau. La invención de lo cotidiano. Artes de hacer. Universidad Iberoamericana. 1º edición en español, 2007.

Historizando el deseo es comenzar a criticar las raíces de nuestras inquietudes y corazonadas.

Escribir es una posibilidad de posicionarse subjetivamente instaurando espacios en donde el deseo discurra recreando y reeditando situaciones productivas.

Escribir no es una tarea sencilla, y mucho menos si se hace presionando las palabras, exigiendo metodologías acartonadas, rígidas y preestablecidas. O encorsetando pensares y saberes para que encajen en una determinada manera de pensarlos y aprenderlos académicamente. De esa manera se atenta contra la inmanencia de producción de pensamiento crítico, la capacidad política y la manera de expresar subjetivamente pareceres desde las singularidades. Decapitamos ideas, desterramos pensamientos, obturamos decires.

Escribir no es una tarea sencilla, pero si dejamos que cada uno pueda escribir sus escritos, que cada uno pueda inventar liberándose de las ataduras discursivas que nos disciplinan, nos encaminamos hacia acontecimientos emancipadores, hacia apariciones lingüísticas, hacia enunciados y pronunciamientos que nos permiten pensar la transformación y desgarrar hábitos institucionales.

Escribir tiene que ver con dejar huellas, surcos, grietas, caminos, senderos, cicatrices.

Escribir tiene que ver con dejar testimonios, dudas, corazonadas, ilusiones, utopías.

Escribir tiene que ver con posicionamientos, discusiones, reflexiones, luchas, pasiones.

Escribir tiene que ver con esa turbulencia de lenguas sueltas y pensamientos a punto de salir.

Escribir no tiene que ver con juntar palabras, escribir tiene que ver con que las palabras se encuentren en un colectivo.

Escribir tiene que ver con la creación de sujetos clínico-políticos esperanzados en luchar contra las lógicas que nos atontan.

Escribir como una insistencia, como una energía presta a estallar, como una potencia que se resiste, que porfía y que toma las palabras.

Tomar por asalto las palabras allí donde se encuentran lo propio y lo ajeno como esperanza de un acontecer lleno de oportunidades de poder ser.

Tomar la palabra, significa refundarnos y reinsertarnos para poder inscribirnos nuevamente en el seno de la comunidad y del oficio, y hacer posible nuestra participación en la cultura. Modos del sentir y del pensar donde lo colectivo y lo singular se emparentan, se alojan, se sostienen permitiendo el movimiento y la transformación del paisaje.

Tomar la palabra permite habitar esos espacios colectivos de encuentro para engendrar horizontes de posibilidades negadas o reprimidas.

La música de los que todavía hablan, reconforta. El murmullo de esa posibilidad, entusiasma a los afligidos. Muchos se alegran sólo de saber que el lenguaje no ha desaparecido.

Así, podemos comprobar fehacientemente desde lo cotidiano como la palabra pronunciada produce un acontecimiento que enuncia una dirección política que desbarata lo acabado.

El silenciamiento del murmullo y el rumor atasca las palabras, las amontona en la encerrona del oscurantismo. Es por ello que la palabra se obstina en aparecer más allá del impedimento de lo absoluto, se indisciplina y crea un lenguaje innovador e insurgente, habla otras palabras, nuevas. Entonces, pensada así la escritura genera las condiciones para que el sujeto encuentre un marco de sentido y escape a la modalidad restrictiva de producir conocimiento, impuesta por la razón.

Entonces sí, tengo la sensación de que la cita final es evitable. De que se puede desobedecer o indisciplinarse comenzando a vivir el vacío como algo que no es la trampa que amenaza, y que la felicidad y la esperanza de sentir que hablando nos alejamos de los muros, de los mutismos, de los abismos del silenciamiento.

Este arrebato de palabras me permite seguir sosteniendo que la posibilidad de producir conocimiento no está solamente desde las estructuras conceptuales y académicas. Existen otros modelos, otras alternativas más populares, pero no por ello menos calificadas. Intersticios donde los mensajes se encuentran, se juntan y se apersonan en la escritura. La esperanza de que estar en las fronteras de la ciencia también es una de las tantas maneras de contar la historia y de *tomar la palabra*.

Lo que viene a continuación son experiencias propias, de compañeros o relatos escuchados a otros que trabajan cuerpo a cuerpo con la locura manicomial o la llevan en el cuerpo; así como también textos que acompañaron e iluminaron mi oficio. Se van a encontrar con experiencias en asilos y hospitales psiquiátricos como el ex San Antonio de Padua de Río Cuarto y el Hospital Emilio Vidal Abal de Oliva, ambos de la provincia de Córdoba; y también el Hospital Mira y López de la ciudad de Santa Fe y la Colonia Psiquiátrica de Oliveros, así como también del Instituto de Rehabilitación del Adolescente de Rosario (IRAR), devenido en cárcel hace tiempo, los tres de la provincia de Santa Fe.

Más allá de plantear el problema de la exclusión de la locura, lo que en definitiva quiero plasmar a través de este escrito, es la discusión sobre las técnicas, los saberes y los procedimientos disciplinadores del encierro manicomial que sustentan en la actualidad en muchas profesiones, la esencia de su trabajo con el sufrimiento mental.

Palabras, decires, discursos, ideas que se encienden en la penumbra del ostracismo manicomial y aparecen redondamente para atestiguar sobre otras maneras de ser-pensar-decir-hacer... en fin, ideas que quería compartir con ustedes y, que me encantaría que ustedes puedan compartir con otros.

La maquinaria

> *"El manicomio, por su papel simbólico y real, constituye otra de las piezas esenciales del proyecto médico-político de sometimiento y desposesión de los sujetos. En nuestra práctica en la Colonia Psiquiátrica de Oliveros nos vemos confrontados a diario con la encrucijada ética que significa proponernos la lucha por la sustitución del manicomio y por la construcción de alternativas no represivas en la atención de los pacientes."*
>
> Eduardo Cuadrado, psicólogo, Rosario, provincia de Santa Fe, 2004.

> *"...y si para paliar nuestros propios conflictos, a fin de no dejarlos que se conviertan en crisis, debemos desnudar aspectos*

de nuestra personalidad que no nos gustan, pues decorosamente saquemos fuerza de flaquezas, pero hagámoslo, nada puede ser peor que el silencio. Porque lo que ahora se nos manifiesta como síntoma, el día de mañana será patología".

José Galán, enfermero de Colonia Psiquiátrica de Oliveros de la provincia de Santa Fe 2002.

El pensamiento conservador del neoliberalismo, que dominó a su antojo y en soledad las políticas públicas de nuestro país y del mundo durante el último cuarto del siglo XX, conformó una cultura de solos sustentada en el miedo, el odio, la avaricia y la mortificación. Por cierto, esta realidad colonizadora de subjetividades le ha dejado al capitalismo cuantiosos dividendos y es por ello que muy difícilmente le interese corregirla, por el contrario, éste debe ser el escenario para que siga existiendo todo su aparato de opresión. No es sólo la acumulación de capital lo que hace que el capitalismo sobreviva y se extienda, llegando a la increíble hegemonía que disfruta tras el paso del milenio. Es en el campo de la producción de la subjetividad donde el capitalismo juega su carta fundamental desarrollando nuevos métodos de control sutil sobre corazones y mentes. El sentido de la dominación, se hace plenamente visible en las situaciones en las que la práctica dominante opera como ordenador simbólico, imponiendo un código, el lenguaje de la situación; así este accionar le asigna sentido al mundo.

Existe para los latinoamericanos un sistema, un proyecto que viene desarrollándose desde hace más de 500 años, desde el mismísimo momento en que fuimos colonizados. Modos de subjetivación que irrumpen en la vida cotidiana a través de sutiles sometimientos y victimizaciones. Dos modelos eternizan la dominación del sur, que es fundamentalmente cultural y, afectan la identidad de los pueblos: el de educación y el de salud: la *"colonización pedagógica"* de que habla Arturo Jauretche, *para que el país se venga zonzo.* Un pueblo ignorante y enfermo es más fácil de someter. Estos sistemas que se confunden intencionalmente con la ideología cultural y operan en las estructuras mentales produciendo un proceso de deculturación, tenían (y siguen teniendo) como emblema discursivo: *"la negación del otro, como ser libre".* Un *Otricidio,* a decir de Marta Gerez Ambertín.

Así se fueron sucediendo distintos acontecimientos que dieron como resultado este aparato capitalista que dentro de su cotidianidad tiene como acción "cosificar al hombre". Enrique Dussel hablando sobre la inmoralidad de la conquista nos dice, "*...sólo utilizando categorías distintas, que permitan comprender como el mal es justamente la negación de la distinción, es como podemos entender ahora el mal de la conquista de América... el español se encontró con el Otro, con el rostro del indio y, desde su mundo, no respetó al Otro, sino que tomó al indio y lo introdujo en su mundo como instrumento a su disposición.*"

Este aprendizaje de desvalorización subjetiva continúa en la actualidad en diferentes espacios disciplinadores de la comunidad, y tienen como esencia el control de lo humano del hombre, el control de su instinto, de su deseo, sus gestos, su palabra. Esta maquinaria impersonal siempre está omnipresente desde el poder de turno organizando las pronunciaciones dominantes y estableciendo el orden, las voces y los saberes, los movimientos y las emociones adecuados a dicho régimen. Así se delimita una producción de subjetividad capitalista, una subjetividad moldeada, fabricada y consumida en cada paso que damos. Todo este aparato cultural devastador del deseo que organiza la abundancia de la riqueza de unos pocos, y la abundancia de la carencia y las necesidades de muchos, se inscribe en dispositivos y mecanismos de normalización a través de toda una serie de instituciones disciplinadoras de la educación, de la salud, de la justicia -entre otros derechos de las personas- que controlan el interior de la sociedad detectando a los diferentes para su corrección.

El manicomio ha sido -y sigue siendo- una de éstas instituciones; quizás una de las más "perfectas" a lo largo de toda la historia de la "sujeción" de la locura, así como también de toda una gama de marginales que "ensucian" la comunidad. Representa el corazón mismo de la sanción que, históricamente, ha etiquetado y discriminado al distinto a través de tecnologías disciplinarias que individualizan los cuerpos potenciando, al mismo tiempo, su utilidad y su docilidad. En el interior de éste dispositivo normalizador "aparecen" cada vez más personas, que el exterior se encarga de "desaparecer". Un adentro lleno de afuera, que excluye a los diferentes que no encajan en una sociedad cada vez más desencajada.

Los rostros del manicomio, son rostros iguales, de miradas que imploran ser miradas, de bocas que hablan un idioma "indescifrable" para el afuera, de cuerpos que esperan por abrazos y reconocimiento humano, de pies que sólo caminan el derrotero de instituciones que enloquecen. Son los rostros de los pobres de la historia. Son los rostros de los desposeídos de todo. Son los rostros de la globalización y del capitalismo con su doble industria de ambiciosos y desamparados que produce subjetividades ajustadas a las formas de los que dominan. Son los rostros, como dice Oscar Sotolano de esa *"cultura triunfante del malestar que promociona una ética y una estética de la maldad, del cinismo y de la decepción que condena al deseo al nivel del vínculo entre el hombre y las cosas (o los hombres devenidos cosas)"*. Es la pobreza más pobre. Es la pobreza sin esperanza. Son almas pobres que han perdido todo, y han ganado una nosografía psiquiátrica que clasifica su dolor y su sufrimiento y los confina al encierro como única respuesta cruel que envilece sus vidas. *"El manicomio no es simplemente un dispositivo más dentro de los dispositivos de salud: representa, simbólica y realmente, el producto de una construcción histórico-social correlativa a la existencia del capitalismo"* (Eduardo Cuadrado, 2004, Rosario). Los que habitan esta institución son el producto que se ha desviado de la norma para convertirse en enfermedad referenciada médica, legal y moralmente por la sociedad.

Esa lógica que ha gobernado el encierro de la locura desde su historia y ha producido su proceso de psiquiatrización y medicalización está vigente hoy más que nunca. Hoy el manicomio *"goza de buena salud"*. Esta estructura, como la globalización, tiene también a sus ambiciosos y sus desamparados como haciendo un correlato con el "afuera". Ambiciosos que ejercen un poder correccional y de normalización disciplinaria, con un beneficio político y eventualmente cierta utilidad económica que ayudó a solidificar el sistema. Desamparados que son corregidos, enderezados, subjetivados moral, legal y médicamente.

"¿Por qué no se puede salir del asilo?" Se pregunta Foucault, y a su vez se responde, *"no se puede salir del asilo, no porque la salida esté lejos, sino porque la entrada está demasiado cerca. Nunca se deja de entrar a él, y cada uno de esos encuentros, y cada uno de esos enfrentamientos entre el médico y el enfermo vuelven a*

poner en marcha, repiten de manera indefinida ese acto fundador, ese acto inicial a través del cual la locura va a existir como realidad y el psiquiatra como médico, y el asilo como exclusión". Aunque enteramente separado, el asilo, debe ser una reproducción de la realidad misma. Acá adentro hay un "afuera" que ya no tiene "afuera". No hay retorno, y si existe es siempre hacia el "adentro". Los locos siempre están retornando al loquero.

—Cuando estoy adentro me parece durísimo, cuando estoy afuera lo extraño. Uno se termina adaptando al hospital, muchas veces el afuera es terrible —dice Cristian que "apenas" tiene meses de internación en el hospicio más grande de la provincia de Córdoba.

A partir del surgimiento de las instituciones asilares y de encierro, más allá de *"la idea de libertad total"* que manifestaba Cabred, se convirtieron en verdaderos *pueblos de locos* a los cuales siempre fue fácil ingresar pero penosamente difícil salir. A partir de 1900 comienza en nuestro país un vasto proceso de medicalización del diferente que terminará trasformando al *loco* en un *enfermo mental, y a la locura como objeto de estudio médico con toda una práctica de diagnóstico y encierro, psiquiatrización y judicialización que justifiquen una intervención psiquiátrica*. Así el alienismo argentino, devenido hoy en psiquiatría, inventó, modeló y recortó -copiando modelos europeos- su propio objeto de estudio: *la enfermedad mental*. El conocimiento científico se apersonó en los discursos de verdad de la razón, no sólo para clasificar la peligrosidad del loco; sino también su incompatibilidad social, y de esa manera justificar su encierro. Así, el encierro posee mucho más una significación moral que una significación clínica o médica.

Para Foucault, dos características fundamentales determinaron lo que él dio en llamar la "clínica de la locura", *"primero fue la exclusión con sus estamentos administrativos y el asilo como su instrumento de destierro y marginación más eficaz; y luego el "higienismo"* (en busca de una cura) a través de sus discursos teórico-prácticos fue construyendo las grandes categorías clínicas de la locura, las nuevas grillas de clasificación e identificación de la "enfermedad mental". Así emergen la gran nosografía psiquiátrica del siglo XIX, y la exclusión se complementa con el modelo "alienista" determinando una "seudociencia" que lejos de llegar a una verdadera

El manicomio | 47

cura, ejercía un poder restrictivo sobre el "alienado". Todo lo que se inscribe dentro del marco del asilo, sólo permite la supervivencia de éste, pero no su reforma.

¿Por qué el manicomio? ¿Cómo hacer para interpelar esa estructura mental que ha perdurado tantos años delineando prácticas y teorías? ¿Porqué es más fácil "acomodarse" desde lo manicomial? ¿Por qué es más fácil dependizar a las personas? ¿Porqué es más fácil estructurar muchas vidas, hacerlas iguales, sin tenerlas en cuenta? ¿Por qué los que "curan" lo "sostienen"?

Cuando decimos manicomio no nos quedamos solamente con esas estructuras edilicias tipo fortalezas que impresionan por sus enormes puertas, amplias habitaciones y grandes galerías. Cuando decimos manicomio nos estamos refiriendo, sobre todo, a una gama de estructuras teóricas, jurídicas e ideológicas que delimitan prácticas represivas y moralistas que se "encarnan" en el cuerpo de manera durable bajo las formas de disposiciones permanentes y que están enquistadas en la misma comunidad. Esto incluye todo lo que la persona es capaz de in-corporar: no sólo conocimientos y competencias, creencias y visiones del mundo sino también sistemas de esquemas lógicos, prácticos, gestuales y posturales. En este *habitus* (a decir de Bourdieu), se predispone una determinada forma que guía la conducta y las competencias y la anima a engendrar prácticas sostenedoras y saberes adaptados al aparato asilar.

Esta modalidad capitalista de producción de subjetividad tiene relaciones de interdependencia con el Estado, a través de una serie de instituciones que tienen la misión "disciplinadora" de imponer un "modelo ideal" a través de un "tratamiento ortopédico". Así, aparecen instituciones penitenciarias para reconvertir a esos residuos de la sociedad: los delincuentes; instituciones sanitarias para curar a los residuos de la humanidad en general: los locos; e instituciones educativas para civilizar a los residuos de la historia: los pueblos colonizados. El individuo, en el marco de estas lógicas normalizadoras pareciera que no dejara de transitar de un espacio cerrado a otro, cada uno con sus leyes: la familia, la escuela, la fábrica, de vez en cuando el hospital, y eventualmente la prisión.

Se establecen prácticas subjetivadoras que normalizan e higienizan en pos del progreso y la civilización delineando de esta manera una sociedad "pulcra" y "derecha" que niega identidades culturales forjando territorios masificados "mansos y tranquilos". Quizás el manicomio sea el ejemplo más cabal de ello, "monumento" de la corrupción, de la negación de la palabra del otro, de la categorización social de un sujeto devenido en objeto de la ciencia, de un poder "policial-psiquiátrico" sustentado en premios y castigos para aquellos que "se portan bien" y aquellos "que se portan mal"; en fin, de una confinación y por ende expulsión lisa y llana del "enfermo mental" del mundo "razonable".

Maud Mannoni reflexiona y nos dice: *"hoy, como ayer, oscilamos entre las dos alternativas de esta elección: o conservarlo en la familia o transferirlo al asilo. No es preciso ya insistir en la nocividad del medio familiar, pero el asilo tampoco es una solución. ¿Qué hacer? ¿Cambiar la sociedad, soñar en construir otra, en la cual los locos encontrarían un lugar más justo?... es posible concebir otros métodos de protección menos crueles y menos ruinosos... el mundo de hoy admite mal a los soñadores y a los ´artistas` improductivos. No tienen otra elección que la del asilo, único lugar en el que la locura es permitida (permitida en el seno de estructuras que la fijan, la locura se metamorfosea allí en monumento para la psiquiatría). Pero ¿Qué es lo que nos lleva a nosotros, los que curamos, a reunirnos con ellos dentro de esos muros? Solamente si respondemos a esta pregunta podremos plantearnos otra que Freud dejara sin respuesta: ¿Qué es la locura?".*

I
Crónicas

"Como trabajadores de la salud mental no aceptamos como destino al manicomio, ni para los pacientes, ni para nosotros, por eso estamos escribiendo nuestro destino más acorde a nuestros sueños mayores, a nuestros sueños más vitales."

Gustavo Castaño, psiquiatra,
Oliveros provincia de Santa Fe 2001.

1. Sobre todo pobres

"Cerca del 90% de los internados en los manicomios provienen de sectores humildes y explotados de la sociedad; son trabajadores rurales y obreros, mujeres de jornaleros y servicio doméstico. Desde el primer día de ingreso a la institución conocerán el castigo, destinado a que renuncien a su identidad y acepten, mansamente, las condiciones de su apartamiento. El electroshock, el chaleco de fuerza y el chaleco químico, las inyecciones de leche o trementina, la manguera de agua fría, los trabajos degradantes y no remunerados, la utilización forzada para experimentos científicos y la donación igualmente forzada de órganos vitales, el hacinamiento en edificios en ruina, la falta de vestimenta, la comida mala e insuficiente, la incomunicación con el

exterior, el aislamiento entre iguales, el enviciamiento del discurso, la monotonía, la falta de amor y de sexualidad, todo está organizado desde el poder para la destrucción de lo mejor del alma humana. Esa represión que termina extinguiendo hasta el último destello del delirio de los hombres rebeldes, tiene el fétido olor de la confabulación social.

Por encima de las declaraciones de responsabilidad colectiva en la enfermedad mental y en los delitos, locura y delincuencia continúan representando la parte del hombre que debe ser eliminada, circunscripta y oculta. De allí la confusión entre picana eléctrica y electroshock, el común estigma que identifica a los que han pasado por cárceles y manicomios, típicas instituciones de la pobreza, y el normal intercambio de población (el loco a la cárcel y el preso al manicomio). De allí que el hospicio, al igual que la cárcel, es transformado perversamente en el centro de la realidad. Lo principal pasa a ser la conservación de la institución, como representación metafórica del poder, y no ese hombre para quien en teoría ha sido creada y al que debe servir, curar o rehabilitar".

Texto extraído del prólogo "Radiografía del Hospicio", del libro
"Delirium Teatro", de Vicente Zito Lema[1].

2. La observación más allá de la vigilancia

Vigilar es la razón de ser de la dinámica manicomial. Todo debe estar bajo control, en un grado de visibilidad máximo. No importa el contenido, lo importante es la superficie, lo de afuera, la cáscara, el molde es su objetivo. Por eso sus comedores tan enormes para que todos coman juntos, sin importar tanto que y como comen sino las figuras; sus dormitorios tipo cuartel en donde las camas se alinean una al lado de la otra y todos duermen pegaditos sin importar lo que sueñan; sus salas de estar gigantescas en donde se puedan divisar a todos sin importar que piensan. Mantener siempre una imagen panóptica del ambiente en donde el vigilar es secundario ya

---

[1] Vicente Zito Lema, escritor argentino. Amigo y curador de Jacobo Fijman –poeta internado en el Hospital Borda durante varios años-. En las visitas a su amigo escribió este libro y otros escritos que después fueron obras de teatro.

que lo más necesario es que el otro se sienta mirado. Que el otro sienta esa sensación de acecho permanente, aún cuando no se lo esté haciendo. Los gestos se enlentecen, las miradas se ensombrecen, los pasos se cansan, las manos se vuelven desconfiadas por el temblor, los pensamientos se interceptan, las palabras se precarizan. Si se logra esto, el manicomio comienza a poner en marcha todo su engranaje para establecer su cometido: el disciplinamiento de los cuerpos. Éstos se vuelven dóciles y obedientes, primer paso hacia la cronicidad, la incurabilidad, la marginación, la exclusión lisa y llana.

Eduardo Galeano[2] en uno de sus tantos relatos en "Memorias del fuego", dice que *"Trujillo, dictador y presidente de Santo Domingo, visitando el Vaticano pudo observar como una imagen de Jesús, permanentemente lo miraba. Iba a su izquierda y lo miraba, un paso a su derecha y lo miraba, hacia atrás o hacia adelante y también era mirado. Automáticamente llama a uno de sus asesores y le ordena: –Quiero que esa mirada esté en cada una de mis estatuas en cada una de las plazas de ciudad Trujillo.*

La idea además de vigilar era que todos se sintieran vigilados, lo mismo que ocurre dentro de un manicomio: siempre debe estar presente esa sensación de estar siendo custodiado por otro.

Juan, vivió durante su infancia y adolescencia en el Hospital Emilio Vidal Abal de Oliva en la provincia de Córdoba, cuando este establecimiento albergaba a trabajadores en casas dispuestas estratégicamente en todo el ejido del loquero. Su papá fue chofer durante muchos años y manejaba una estanciera devenida, en aquella época, en ambulancia. Juan aprendió desde pequeño a convivir con la locura, con aquellos que eran considerados peligrosos para la sociedad. Él cuenta que muchas de esas personas le enseñaron cosas de la vida. Así fue forjando una subjetividad sensible por este contacto con "el diferente". Cuando tuvo que elegir una profesión no dudó ni un instante: enfermería, y así se transformó en uno de los enfermeros históricos del loquero. Obsesivo en el trabajo, competente, solidario, creativo, estudioso de la realidad, sereno en su andar, de silencios largos, extremadamente observador y escuchador. Me llamaba la atención porque fumaba, pero no tragaba el humo,

---

[2] GALEANO, E., Memorias del fuego. Tomo II.

solo lo hacía como un ritual (tal vez aprendido en el loquero) para mitigar vaya a saber que angustias. Esto, entre otras cosas, le permitió pensar su pasaje por el hospital e ir ascendiendo escalones en las jerarquías de enfermería hasta convertirse en jefe de todos los enfermeros del loquero. Aprendió también de la importancia que tiene esa actitud ética de mirar al otro como un semejante. A Juan no le bastaba sólo vigilar al loco. Él sabía y podía mirar más allá de lo que realmente veían otros. Donde había sólo síntomas que clasificaban a una enfermedad él veía posibilidades de potencia de ser, en donde otros veían peligro él observaba gestos y miradas que contaban sufrimiento e imploraban un cuidado, cuando otros llenaban una historia clínica él se encargaba de recuperar historias de vida...y gracias a este aprendizaje sobre lo humano, que supo concebir desde su más tierna infancia, hizo de la observación algo cotidiano en su oficio de cuidar. Hoy, ya jubilado de la administración pública me contó una de las tantas historias de vida que compartió a lo largo de toda su trayectoria por el hospital, y en donde el oficio de observador se fue agudizando sobremanera. Me cuenta que un hombre no podía comer en el comedor de un pabellón cualquiera del loquero como todos lo hacían, habían pasado varios días, habían intentado varias estrategias, pero solo habían conseguido que comiera muy poco. Su estado general empezaba a debilitarse. Desde enfermería se habla con la familia, que por cierto estaba bastante comprometida con la salud de esta persona y rápidamente un familiar accede a visitarlo periódicamente. Cada vez que esta persona venía del afuera, siempre le traía alguna comida (milanesas, fiambre, frutas, galletitas, etc.). Juan, como buen observador detecta que esta persona, una vez que los familiares se retiraban del hospital, salía del pabellón, llamaba a un perro, y le daba algo de la comida que le habían traído. Después de que el perro se comía todo, él recién comenzaba a comer. Juan piensa, y hurgando en charlas que habían tenido en algunas tardes en esa galería de atrás del pabellón, se acuerda que en el delirio paranoico de esta persona estaba siempre presente la posibilidad del envenenamiento. Así fue que a partir de esta observación, Juan empieza a pensar que hacer con él en el comedor. Se da cuenta de que esta persona se sentaba siempre en un lugar en donde le servían primero la comida. Entonces, esperaba a que todos terminaran de comer para él recién comenzar. Pero cuando todos terminaban su plato, y él estaba presto para arremeter con el suyo, el enfermero de turno, le decía:

–¡Otra vez no comiste nada! –Y le retiraba el plato lleno de comida.

Al percatarse de esta situación, Juan decide cambiarlo de mesa, a partir de ese momento iba a recibir la comida en último lugar, podría ver que todos comieran la comida que él también iba a comer, y que no les pasaba nada, que la comida no estaba envenenada. Y efectivamente pasó eso. Juan me dice que me cuenta una historia en donde el final es feliz, que tiene otras en donde la cosa no termina tan bien. Pero sabes una cosa, me dice, uno siempre intenta algo diferente a "dejar todo tranquilo y sin novedad".

Juan hasta parecía que copiaba gestos de la locura, pero no es que se hiciera el loco, tampoco intentaba seguirle la corriente. Solo quería amainar miedos que generaban angustias, acompañar sufrimientos que recordaban historias familiares, alojar palabras más allá de una clasificación nosográfica. Y claro, parecía loco para esa lógica que condena el acercamiento. Y tuvo que bañarse vestido para demostrar que el agua no quema, o entender que un vómito en la puerta de la oficina de enfermería era un pedido de ayuda y una cagada hecha y derecha era un gracias.

Mirar dónde no se puede ver, ver más allá de lo que se ve convencionalmente. No ampliando el campo de visibilidad, sino mirar más profundamente. El guardia vigila, el enfermero observa. Existe una diferencia sustancial entre vigilar y observar. La primera es superficial, mientras que la segunda es profunda. Una es totalitaria, la otra es integral.

Podríamos decir en principio, que todos podemos observar, no es un don o una capacidad de unos pocos, potencialmente todos somos observadores. Lo que debemos hacer es practicar la observación, buscar maneras de llegar más allá de la cáscara, meternos en ese espacio que nos ofrece la locura para entender y aprender de ella, de sus delirios, de sus alucinaciones, de sus historias, de cada subjetividad.

La observación es una manera de aproximarse también. Un modo de acortar distancias que nos separan del otro. Cuando esa persona me requiere (aún cuando lo hace en forma estereotipada, agresiva, aislándose o caprichosamente) me está necesitando de alguna manera. Buscar esa manera y encontrarla es nuestro verdadero trabajo. Una pregunta, un gesto, un enlace de cosas, una asociación de emociones, de sentimientos: maneras de poner en palabras lo que está pasando. Aunque sea en un encuentro informal: un baño, la comida, una charla, una caminata. Siempre se debe estar predispuesto a observar. No para delatar algo malo o algo que descontrola el orden, sino para incorporar momentos, hechos palabras, nombres o lugares a ese ser histórico y social que está ante nosotros.

Seguramente hay muchas enfermeras y enfermeros que como Juan piensan que existen otras maneras de cuidar a la persona que sufre mentalmente, es por eso que creo en el entrenamiento que nos puede aportar lo cotidiano, así como también en la osadía e irreverencia para el acto creativo que tenemos todos, y que debemos desempolvar con el objetivo de transformar la vigilancia en observación clínica.

3. Encierro

–¡Hola Jorge! –Dice Rosita desbordando alegría.
–¡Hola Rosa! –Le contesta Jorge.
–¡Me jubilé! –Le comenta Rosa, exultante, ante su inminente retiro de la administración pública después de 25 años de servicio en el hospital.
–¿Te vas?
–Si, Jorge me voy, y ya no vuelvo más. –Lo abraza y se despide.
–¡Ahhh! –Dijo Jorge. Y salió caminando despacito buscando su pabellón.

Cuando Rosita había entrado a trabajar, Jorge ya llevaba algunos años de "servicio" en el hospital. En total lleva 32 años de "servicio" en el manicomio.

4. ¿Esto es vida?

¿Qué pasa con la vida cotidiana de una persona en el manicomio? ¿Cómo es la vida cotidiana dentro de un pabellón del manicomio?

Se levantan o los levantan para luego desayunar y ser medicados. Los que se animan a vencer el cerco del pabellón, y levantar la cabeza para mirar un poco más lejos, salen en busca de algún "forastero" que los provea de cigarrillos o alguna moneda que les posibilite recordar algo de la cotidianidad perdida: tener plata para comprar algo en el quiosco. Éstos también son mandados por enfermería para hacer trámites, hay un grupo seleccionado para tal fin. No se elige a cualquiera, lo terrible es que siempre son los mismos los que realizan esta actividad que podríamos caracterizar de "un poco socializadora". Y están los otros, esos que nunca pudieron acceder a un mandado. Esos difícilmente accedan con el tiempo, les juega en contra y su no-lugar en la masa los ha transportado hacia la invisibilidad, sólo se vuelven uno a la hora de las comidas cuando se realiza el recuento de pacientes. Son pocos los reconocibles como humanos a la hora de hacer. Los que hacen en ese hacer van siendo funcionales al engranaje manicomial, un círculo centrípeto.

Los otros que se quedan con la mirada pegada al piso, se echan en la galería o caminan por ella, o se quedan en el comedor. Algunos miran de reojo a los que se van, como diciendo: *"cuando me animaré yo"*.

Y así, a lo mejor se pasan la vida queriendo querer, en un ámbito en donde el desamor y la falta de respeto por el semejante es moneda corriente. En donde el deseo es anulado, es sometido a un deseo "superior", a un "verdadero" deseo, a un "único" deseo. El deseo de la normalidad. El deseo del loco es in-deseable.

En el transcurso de la mañana, después de ser medicados en el desayuno, está prohibido volver al dormitorio si te da sueño.

"¿Te imaginás si los dejás subir a todos a los dormitorios? Te hacen un lío bárbaro. No, ellos se tienen que quedar abajo", dice Graciela enfermera desde hace dos décadas de un pabellón de hombres del Hospital Emilio Vidal Abal de Oliva.

Una puertita de rejas cerrada con un candado, que está en el comienzo de las escaleras, es el límite para subir. Arriba están los dormitorios, grandes salones que albergan cerca de treinta camas cada uno. Abajo, el comedor, la oficina de enfermería y el consultorio del médico. Ellos, sin ninguna actividad que no sea la de ser pacientes a lo que le depara la estructura, duermen lo mismo en la galería o a la sombra de algún árbol vecino o en la silla del comedor. Y fuman o toman mate. Dos compañeros inseparables a la hora de compartir.

El almuerzo llega cargado de pastillas nuevamente. La siesta se hace una necesidad que termina a la hora de la merienda, en donde el halopidol reina. Galería, pasillo, mandados, caminatas, juntas de mates que socializan la desesperanza y abrigan una posibilidad de escucha entre iguales.

Viene la cena acompañada de pastillas blancas, naranjas, celestes o rojas de diferentes tamaños. Después de la cena los que tienen privilegios se pueden quedar a mirar un poquito de televisión, los demás son llevados a dormir un sueño fomentado químicamente durante todo el día. Como dice Gustavo Giacone, farmacéutico de la Colonia Psiquiátrica de Oliveros en Santa Fe, *"...existe una lógica del tiempo, regulada por las cuatro comidas, en donde el medicamento encaja perfectamente"*.

Está todo hecho para dormir y comer. Gordos somnolientos. Entre comidas hay tres horas de diferencia: se desayuna a las 8, se almuerza a las 11:30, se merienda a las 17 - *"previa siesta reparadora"*- y se cena a las 19:30 o las 20. Luego a dormir que mañana hay que levantarse para hacer exactamente lo mismo.

Un día agotador, docilizador y "neuroleptizante". Un día como todos los días, no hay un día, son todos los días. Por eso la perennidad del tiempo, de las horas. *Un día aplanador del pensamiento.*

Marcelo Percia se pregunta *"¿Qué es un paciente institucionalizado?"* Y no se refiere sólo al hecho de que están o estuvieron recluidos en un hospicio. Y dice: *"institucionalizado significa cautivo de una relación. Confinados a un modo de ser. Acaparados por una mirada irrefutable. Embargados en sus deseos. Interrumpidos en su fluir. Influidos por un orden mayor. Designados en sus destinos. Recaídas fuera del tiempo social. Entreverados con la idea de una autoridad superior que los protege y los somete a la vez. Limitados por un poder ilimitado. Institucionalizados quiere decir entregados a la falsa seguridad que ofrece pertenecer a un gigante."*

5. Psicología de la vida cotidiana

...Y tomaban la leche... esperando el almuerzo

y almuerzan tranquilos... esperando la cena
y cenan de a poco ya viene el cansancio
porque afuera el mundo duerme y duerme... AFUERA.
Y otro día llega
Esperando zonceras
Y pasa la vida
Mirando enfermeras.
Hasta que van
A talleres de ARTE
Que les muestran
Sus propias cualidades.
Y a LOS QUE NADA TIENEN
Ni mente
Ni corduras
Dinero o estructuras...
El Estado les dota en cuenta gotas
PSICOLOGÍAS
EN VERSO... SIN ESTROFA.

Relato extraído del libro "Asi-lo vivo", de Carlos Acevedo[3].

6. ¿Psicosis o manicomiosis?

Sesenta y cinco almas que comparten un pabellón todo descascarado de noventa años, de ventanas enormes, puertas enormes, pasillos interminables, galerías que protegen de la lluvia e invitan a matear.

Sesenta y cinco almas que comparten un enfermero a la mañana, a la tarde y a la noche, custodio solitario, administrador de pastillas, contador de gente a la hora de las comidas, testigo de desenfrenos y desordenes las veinticuatro horas del día, todos los días.

Sesenta y cinco almas que comparten un médico psiquiatra un minuto con treinta y seis segundos a la semana, recetador de sueño, de orden y de tranquilidad.

---

[3] Carlos Acevedo, médico ex residente de la residencia interdisciplinaria de salud mental del Hospital Emilio Vidal Abal de Oliva. Autor del libro "Asi-lo vivo".

Sesenta y cinco almas que comparten una trabajadora social que controla sus encomiendas y controla sus familiares.

Sesenta y cinco almas que comparten un gran comedor en donde todos juntos y a la vez pueden ser mirados, y nadie puede escapar de ese gran ojo observador.

Sesenta y cinco almas que comparten dos baños.

Sesenta y cinco almas que comparten, en la planta alta, tres dormitorios con casi veinte camas cada uno. Una al ladito de la otra apenas separadas por un paso.

Sesenta y cinco almas que comparten una sola intimidad, la del pabellón. Todo lo demás se puede saber.

Sesenta y cinco almas que comparten un ropero, un jabonero y un champusero.

Sesenta y cinco almas que comparten un cigarrero que les alivia la angustia y les ennegrece los dedos.

Sesenta y cinco almas que comparten un "medicamentero" a manera de bandeja, con conitos de todos colores a manera de vasos, que viaja por la inmensidad del comedor a medio metro de las cabezas de los que están sentados esperando ser llamados, sostenida por la mano de algún enfermero que hoy está de guardia, y va cantando nombres de personas que se apersonan a buscar un psicogramo de tranquilidad.

Sesenta y cinco almas que comparten un espejo que les devuelve diariamente la irrefutable certeza de lo imposible.

Sesenta y cinco almas que comparten un televisor que dice que afuera se está muy mal, que es mejor estar acá adentro. ¿Dónde van a estar más seguros muchachos?

Sesenta y cinco almas que comparten un equipo de música manejado por "un musicólogo" vestido de blanco que elige "su música" y la reparte al resto del pabellón cuando tiene ganas.

Sesenta y cinco almas que comparten –potencialmente- una sala de contención que en cualquier momento puede o debe ser utilizada u ocupada solitariamente por cualquiera de ellos ante cualquier desacato.

Sesenta y cinco almas que comparten una cocina que tiene una hornalla permanentemente prendida (tal vez el lugar más calentito) que funciona como un gran encendedor a la hora de prender un pucho o calentar la pava para el mate.

Sesenta y cinco almas que comparten una sopa.

Sesenta y cinco almas que comparten una pintura-obra de arte de Lagos que seguramente la canjeó por una mejor calidad de vida en el pabellón o un atado de puchos o yerba o ropa o simplemente cinco pesos.

Sesenta y cinco almas que comparten una escalera que sube y que baja a esas sesenta y cinco almas a la mañana, a la tarde y a la noche cuando van buscando comida, sueño, la pastillita celeste, aire, pista.

Sesenta y cinco almas que comparten órdenes y reprimendas.

Sesenta y cinco almas que juntas a otras novecientas treinta comparten el manicomio más grande de la provincia de Córdoba, y uno de los cuatro más grandes del país.

Sesenta y cinco almas que juntas a otras novecientas treinta comparten el encierro y la exclusión de una sociedad que genera este tipo de instituciones represivas y marginatorias, como única salida para ese individuo también creado por ella como peligroso.

Sesenta y cinco almas que se com-parten.

7. Des-almaderos

Cuando un auto llega al desarmadero trae el rótulo de "incurable", e inmediatamente empieza perdiendo cosas, pierde su protagonismo social de andar por las calles para quedar excluido del parque automotor, luego su motor es desgüasado, lo mismo que sus butacas, su tablero con las luces que indicaban como andaba ese automóvil, los faros ya no brillan más porque sus luces dejaron de dar luz, la radio que tanta compañía le hacía al conductor ya había sido sacada antes de entrar... así de a poco va quedando sólo la carrocería que se oxida hasta perder ese color hermoso que relucía en los días de sol... Y ahí queda tirado en el suelo, "bajito" porque las ruedas también fueron sustraídas, a la intemperie esperando lo inesperable. Ya no es un auto porque algún humano se ha encargado de des-armarlo.

Cuando las personas llegan al hospicio con el rótulo de la "incurabilidad" a cuestas, la institución se encarga de arrebatarles sus cosas de a poco. Su vida social cada vez más es cada vez menos;

su nombre se cambia por algún apodo en diminutivo; su corazón está cada vez más duro según un manual que los clasifica como "desafectivados"; sus pensamientos están cada vez menos creativos ya que el mismo manual también los ha clasificado como "aplanados"; su mirada está perdida o ausente de toda presencia vital; su voz silenciada pide a gritos algo que no se entiende; su piel ha perdido su color y su olor para tomar el olor a manicomio; su postura inclinada por la mezcla química no refleja la estatura verdadera. Desnudados subjetivamente, quedan en la inmensidad del loquero esperando lo inesperable. Ya no es un hombre porque algunos humanos se encargaron de des-almarlo.

8. Mi primera visión del loco[4]

Cuando pequeño vivía en un barrio. Barrio: espacio en el que la gente se sienta en la calle, charla, se pide favores, abre sus ojos gigantes cuando ve una ambulancia en la casa de al lado, reconoce como extraño a un vendedor y comparte mascotas con sus vecinos más próximos.

De pequeños nos reuníamos con unos amigos y nos sentábamos en el "tapial amarillo". Ahí compartíamos juegos, charlas, vida.

El primer loco que conocimos tenía ese apodo: el loco.

El loco era un vagabundo, de barba, vestido con sacos oscuros, que caminaba por la calle y en ciertas ocasiones se metía en alguna que otra casa.

Esto es congruente con lo que me cuenta Aníbal, en un pabellón de la Colonia Psiquiátrica de Olivero: *"y yo vine acá, porque andaba en la calle, a veces me perdía y me metía en una casa; una vez vi un cartel y me metí. Había una señora que me daba de comer, a veces charlaba con una chica..., después me llevó la policía".*

¿A qué temían nuestros padres?

Sin duda a lo desconocido, a lo diferente.

Y vaya que diferente "la Tolia", por ejemplo.

La Tolia era una señora de setenta años aproximadamente,

---

[4] CLARIÁ, A., *Revista de la Concurrencia Interdisciplinaria en Salud Mental de la Colonia Psiquiátrica* "Dr. Abelardo I. Freire" de Oliveros, Provincia de Santa Fe – Rep. Argentina Nº 1 – Año 1 - Marzo 2008.

muy comunicativa, de cabellos rubios, que vestía siempre con colores fuertes y paseaba un perro pequinés por todos lados.

Siempre capturaba nuestra atención cuando pasaba por aquel "tapial amarillo".

Buscaba charlar con nosotros, con los mayores y alguna vez la encontraron hablando y acariciando a una vaca.

En repetidas oportunidades sabía exagerar los ritos católicos, arrojándose al suelo, motivo de risa para todos.

¿Dé que reíamos los niños?

De lo diferente, por supuesto. Pero también nos daba gracia que ella estaba rompiendo normas sociales. Cuando nosotros teníamos que estar derechitos en la misa dominical, la Tolia se revolcaba por el suelo.

¿De qué reían los padres?

Como lo diferente ya no era tan desconocido ya no provocaba miedos, pero si burla.

Tolia no vivía sola, tenía un hijo al que conocíamos como el "loco Jorge", ya por lo menos a éste le habían puesto nombre. De Jorge sabíamos más, o por lo menos así lo creíamos. Sabíamos donde vivía, quien era su madre, teníamos alguno que otro concepto de lo hereditario ¿y entonces? Nosotros simpatizábamos con él, lo saludábamos enérgicamente y escuchábamos sus relatos.

Aquellos adultos que ya creían conocerlo, ya no le temían, tampoco se reían, aquel pseudoconocimiento ahora provocaba rechazo.

Con el tiempo fuimos creciendo, conociendo y aceptando. Por suerte algunos entendimos que aquel "tapial amarillo" donde jugábamos, no era para que nos metiéramos detrás, ni para que lo usáramos para encerrar miedos, prejuicios y hasta personas, sino para saltarlo y a lo sumo pararnos un instante sobre él y así tener una mirada distinta.

9. *Disciplinamiento*

Llaves, trancas, picaportes, llavines, ganzúas…
Encerrado, cerrado, clausurado, enclaustrado, internado…
Puerta, portón, tranquera, compuerta, contrapuerta…

Poner llave, poner tranca, poner límite, poner el cuerpo...
Pared, muralla, muro, tapia, defensa...
Encierro, reclusión, retiro, asilo, aislamiento...
Silencio, no se escucha una mosca, shhhhh, calláte...
Mirar, fisgonear, velar, custodiar, vigilar...
Disciplinar, ordenar, enderezar, instruir, colonizar...
Medicado, empastillado, dopado, duro, narcotizado...
Peligroso, difícil de tratar, imposible de curar, atrevido, violento...
Masa, gentío, masacote, todos lo mismo, aglomeración...
Invisibles, invisibilidad, transparentes...
Diagnósticos, rótulos, identificaciones, rasgos, maneras de nombrar costumbres...
Soledad, abandono, pérdida de la luz en la mirada, incertidumbre, imposibilidad de nosotros...

10. El viaje

"Al principio me resultó difícil y, no podía entender que personas vivieran así. En realidad no hay vida, no existe el tiempo, y mucho menos la felicidad. A mí particularmente me gustó el hecho de conocer, porque es un lugar inimaginable. Un lugar muy triste, donde todos los días son iguales, donde las demás personas deciden por ellos, desde su ropa hasta lo que hacen durante el transcurso del día. Si hay algo maravilloso que tenemos los seres humanos es la libertad, el derecho de decidir, y ellos no lo tienen, quizás sea eso lo que me aterra tanto. Nunca creí que me iba hacer tan mal verlos tan apartados del mundo exterior...".

Texto escrito por María Fernanda, alumna de 5º año del Ex Colegio Nacional de Villa María después de haber visitado el Hospital Emilio Vidal Abal de Oliva.

11. El discurseador[5]

Cuando abrió la puerta, su figura impecable y ordenada cruzó el umbral y se internó en lo que empezaba a ser el "taller de pintura y escritura".

Bien vestido, de tez pálida, que destacaba aún más sus ojos que miraban el mundo de una manera muy particular. Sus manos eran de dedos largos y flacos que cuando eran mandadas por su cerebro desencadenaban tormentas creativas.

El primer dibujo que hizo esa mañana en apenas segundos y con tres o cuatro trazos, me hizo correr un escalofrío en todo el cuerpo. ¡Cómo un mortal podía hacer tan fácil lo difícil!

No me acuerdo haber hablado con él. En esa época sus palabras eran escasas, y su mirada azul opaca. Justo él que fue el inventor de discursos, no tenía palabras nuevas. Justo él que habitaba este mundo desde la independencia y la libertad de su lengua cayó en el silenciamiento manicomial. Las vueltas de la vida y de la muerte de un discurseador.

Ese día al terminar su dibujo nos convocó a hacer un dibujo colectivo. Cada uno empezaba en donde terminaba el otro.

Saludó con voz tímida y casi inaudible. Y se fue por donde había entrado, agachando su cabeza y fabricando una joroba en su espalda, se internó en la inmensidad del loquero.

No me acuerdo haberlo visto de nuevo.

12. Islas

"Los pabellones son como islas que emergen en ese gran mar que es el manicomio. Tal vez por eso Cabred decía que la persona que estaba internada aquí sentía una sensación de libertad total. Como la

---

[5] Jorge Bonino. Cordobés, arquitecto, actor, director de teatro. Tenía el don natural de crear personajes que hablaban un idioma inventado, dio a conocer a pedido de sus amigos una especie de conferencia-espectáculo en el auditorio de la Universidad de Córdoba que se llamó Booonino aclara ciertas dudas. Tal fue el éxito que obtuvo que fue invitado a repetir la experiencia en Buenos Aires, donde fue sacado en andas del Instituto Di Tella. Luego se trasladó a Nueva York y a Francia, pero casi a disgusto suyo. Bonino solía caer en períodos depresivos, sufrió varias internaciones, hasta que falleció en 1990, en el Hospital Psiquiátrico Emilio Vidal Abal de Oliva.

Nave de los Locos, la Stultifera Navis. A la cual yo le agrego, pánico y terror ante el naufragio en la inmensidad del mar-nicomio... ¿Será por eso que los locos se quedan en los pabellones y no salen todos juntos a navegar?"

Texto extraído del libro *"Palabras de Enfermería. Reflexiones para una actitud ética del cuidado-enfermero en salud mental"*, Córdoba 2004.

13. Pedagogía manicomial

Sentados en la oficina de enfermería de un pabellón cualquiera del Hospital Emilio Vidal Abal de Oliva, de repente se aparece Luis. El enfermero, de espalda a la puerta, actitud "desprevenida" si las hay ante "la peligrosidad latente" que existe en la lógica de la dinámica manicomial, no lo mira, pero lo ve y, hasta está "formado" para contar sus pasos, y de repente le dice:

–¡Quedate ahí!

Luis, haciendo una frenada como para dejarla marcada en el piso, se detiene bruscamente dejando su humanidad justo en el umbral de la puerta. Y comienza a caminar en el mismo lugar, moviendo sus manos como si hubiese agarrado algo muy caliente. El enfermero sigue charlando conmigo como si ese otro que está detrás de él no existiera como persona a la que vale la pena dirigir la palabra, pero sabe que está ahí, ya lo ha medido. Luis sigue en la misma actitud, y comienza a impacientarse. Sus movimientos son cada vez más rápidos y sus ojos están desbordando un odio que no se anima a salir. Si sale la represalia puede ser terrible: la sala de contención o más medicación o las dos cosas juntas. Luis sigue allí esperando ser autorizado a ser. Después de cinco interminables minutos, el enfermero le dice:

–¿Qué querés?

–Un cigarrillo. –Le responde Luis.

Y sin mirarlo pasando su mano izquierda por arriba de su hombro derecho le dice:

–¡Tomá, y dejate de hinchar las pelotas!

Luis es autorizado a ser lo que el otro quiere que sea, y pasa el umbral que divide la razón de la sin-razón. Una sonrisa enorme cubre su rostro de apenas 20 años. Lleva dos de manicomio por que *"no tiene contención familiar"*. Sabe y ha aprendido cuales son las reglas y las consecuencias que tiene el que las transgrede o siquiera intenta hacerlo. Al internado se le impone el requisito previo de aceptarse o negarse como "enfermo", de modo que a partir de ello sus actividades, su decir y su obrar se reubican en el discurso organizador de la institución.

Enrique Stola sostiene con respecto al sometimiento, que *"se utiliza un lenguaje a veces amoroso, otras altamente agresivo, como forma de ir minando la fortaleza yoica de la persona. El marco de toda la actividad es la inclusión-exclusión en el y del grupo. Situaciones de resistencia al maltrato psicológico no son aceptadas y las personas que así lo expresan se van o son expulsadas. Esto significa un mensaje directo a todo el grupo: si no se cumple con las expectativas y directivas de los facilitadores vendrá la expulsión, la pérdida de la pertenencia y la ruptura de los lazos que allí se han ido formando"*.

A través de esta "norma moral" se imponen hábitos prescriptivos a los que es necesario someterse. Así es como los cuerpos se hacen dóciles y las personas se cronifican. Se atenta contra la "capacidad política" de la persona. Y ya no se piensa más en el afuera, no hay afuera, no hay más mundo que ese submundo. El pabellón, o tal vez para algunos, unos trescientos metros cuadrados, es su mundo. Los que tienen un atisbo de razón cuando ven la ocasión huyen, se fugan. ¿Quién puede soportar semejante atentado contra lo humano?

14. Una crisis manicomial

"Si se calla el cantor, calla la vida
Porque la vida, la vida misma es todo un canto.
Si se calla el cantor, muere de espanto
La esperanza, la luz y la alegría…"
Horacio Guaraní.

Justo estaba por agarrar el mate cuando suena el teléfono.

–Ese es para mí. –Dijo el Gordo, psiquiatra jefe de la guardia interdisciplinaria del viernes.

Su pesada figura tardó en levantarse, y con el mate en la mano enderezó para donde venía ese ruido "molesto".

–No les dije, es de la villa 12. Dicen que hay un viejito en crisis. Tomamos unos mates más y vamos.

La villa 12 es uno de los pabellones de hombres del manicomio más grande de la provincia de Córdoba. Allí viven 65 viejos que entraron hace varias décadas como locos y, hoy simplemente son "casos sociales" que no tienen adonde "caerse muertos", y sólo les queda la dádiva del manicomio como capital heredado de tantos años allí adentro. Son los llamados crónicos.

Éramos cuatro los que subimos al torino celeste del Gordo rumbo a la villa 12, llegamos rápido porque queda cerca de la casa de residentes.

Al atravesar la inmensa puerta del pabellón nos encontramos con el comedor repleto de viejos sentados mirando el piso, la mesa, la puerta, el techo. Mirando sin mirar, esperando un almuerzo para el que todavía faltaban dos horas. Sentados, limpitos, medicados. Una pintura manicomial que nos devolvía silencio, dominación y un olor que se te impregnaba en la piel. No era olor a excremento u orina. No, era otro olor que solo se siente cuando uno ingresa a un pabellón del manicomio. Olor a manicomio.

Justo detrás de la puerta, y como rompiendo la monotonía pétrea de la escena, había un viejo sentado que inclinaba su cuerpo hacia delante y hacia atrás mientras entonaba una canción, o intentaba hacerlo.

"...Porque la vida, la vida misma es todo un canto..."

Cruzamos el extenso comedor para llegar hasta la oficina de enfermería, allí nos estaban esperando tres enfermeros tomado unos mates. Al verlo al Gordo inmediatamente le acercaron una silla y seguido un mate.

–Doctor, hace desde que se levantó que no para de cantar. Usted puede creer? Está volviendo locos a todos. Hace horas que canta sin parar. Lo pusimos en el dormitorio, acá en la oficina, ahora está en el comedor. ¡No sabemos que hacer doctor!

El Gordo medio en serio y medio en broma, les dice:

–¿Es ese que está cantando detrás de la puerta?

–Ese, doctor. –Ratificó señalándolo con el dedo índice el enfermero.

"...Si se calla el cantor, muere de espanto

La esperanza, la luz y la alegría..."

El Gordo nos mira para ver si lo que había oído era lo mismo que nosotros habíamos escuchado. Efectivamente, habíamos escuchado lo mismo.

El jefe de enfermería, con la historia clínica debajo del brazo, se para y nos guía hasta donde está esta persona "en crisis". Lo acompañamos y nos deja solos con él y el resto de los viejos que comparten el enorme comedor como testigos.

No me acuerdo cual era el tango que intentaba cantar, la cosa es que el Gordo empieza a hacerle la segunda voz, y juntos empiezan a cantar el indescifrable tango hasta el chan-chan final. Al terminar todos aplaudimos arengados por el Gordo y, hasta algunos de los viejos que parecían no participar del recital también se sumaron al aplauso al ver que no iban a ser sancionados. La carita del cantor era la de un dibujo animado, su alegría no cabía en su rostro.

–¿Cómo anda mi amigo? Lindo tango. ¿Hace mucho qué canta? –El Gordo arrimó una silla, y hablaron alrededor de quince minutos. Cuando el Gordo se levantó el paciente también, le dio la mano, a nosotros también y se fue a la galería con paso cansino.

Entramos a la oficina de enfermería, y nos estaban esperando ansiosamente.

–Y doctor, ¿cómo lo ve? ¿Qué le hacemos? –Lo interroga el jefe de enfermería, sentado en el escritorio, con la historia clínica abierta en la hoja de prescripciones médicas.

–Es un excelente cantor. Está en la galería, tal vez cantando otro tango. –Le dijo el Gordo. Escribió algo en la hoja de evolución y se retiró.

–¿No lo va a medicar? –Insiste el enfermero.

El Gordo siguió caminando hacia la puerta.

En cualquier pabellón del hospicio todo debe estar controlado desde una unilateralidad sometedora, hasta la música elegida debe ser del gusto de los que someten. Si eso no se puede controlar atenta contra el orden general, por ende desde esta lógica estamos ante una crisis. El diferente interrumpe la "operación universal", y al mismo tiempo detiene la máquina de regulación y dominación. Cuando el poder custodial del enfermero no puede descifrar o controlar al "insurrecto", debe pedir ayuda; entonces aparece en escena una figura omnipresente, que en realidad siempre está por aparecer, en cualquier momento llega para establecer el orden. Se trata del personaje manicomial que tiene el mayor poder químico-policial: el médico. Proporciónenme síntomas para que pueda utilizar mi saber frente al desorden. Foucault nos dice que "...*Todo lo que había sido definido como medicación posible por la teoría médica o por el análisis, ya fuera sintomatológico o anatomopatológico de la enfermedad mental, se reutilizaba muy rápida y constantemente, ya no con una finalidad terapéutica, sino en el marco de una técnica de dirección, de disciplina. De esta manera la utilización misma de los medicamentos fue, en general, la prolongación de la disciplina asilar en la superficie del cuerpo o en su interior. El asilo debe ser el cuerpo del psiquiatra.*" Las instituciones fijan el contexto de la actividad médica, quedando el aparato administrativo al desnudo con imposibilidad para la innovación.

Cuando ya habíamos salido del pabellón 12 rumbo al almuerzo, el Gordo irónicamente nos dice:

–¿No les habrá gustado el tango a estos enfermeros?

15. *Otra crisis manicomial*

La asistencia del extinto hospital San Antonio de Padua de la ciudad cordobesa de Río Cuarto, estaba dividida en tres pisos: en el primero se asistía a la locura, en el segundo al alcoholismo y en el tercero a la tuberculosis.

Corría el año 1983, las secuelas de Malvinas todavía retumbaban en la sociedad y los primeros aires de la democracia se hacían notar. Yo estaba haciendo mis primeras experiencias con la locura. Después de una semana de haber estado en el segundo piso, me solicitan que baje a trabajar en psiquiatría porque habían pasado carpeta médica dos de mis compañeros. En realidad era la primera vez que me enfrentaba a la locura, y mi temor era innegable. En ese piso había dos alas, una de mujeres y otra de hombres. Los dormitorios estaban precedidos por un gran pasillo que tenía banderolas fijas de vidrio, en donde uno podía ver el interior de cada uno de ellos. A su vez los dormitorios tenían una amplia terraza, en donde los pacientes y nosotros solíamos salir a tomar unos mates. Un enorme pino nos protegía del sol.

Eran las 10 de la mañana cuando estábamos degustando el desayuno, y sentimos un estruendo que venía del dormitorio de los hombres. Nos asomamos al pasillo, desde la oficina de enfermería, y vimos pasar corriendo a varios de los pacientes varones. Mirando por las banderolas, podíamos observar que dentro del dormitorio estaba Damián rompiendo todo lo que se le ponía en frente: camas, colchones, almohadas, elásticos de las camas, roperos, mesas de luz. Damián era un paciente que recurrentemente ingresaba al hospital, tenía diagnóstico de esquizofrenia (a los años lo pude identificar en el hospital de Oliva), y sus crisis eran contenidas en la sala de psiquiatría. Tenía una contextura física importante, de unos 120 kilos, un metro ochenta y unas manazas que te impresionaban. Todos estábamos mirando desde las banderolas el espectáculo que nos brindaba la crisis de Damián. El psiquiatra, haciendo alarde de su capacidad médica, le dice al jefe de enfermería:

–¡Preparen una triple y se la colocan urgente!

El jefe de enfermería mirándolo desorbitado, pero sin poder decirle nada ante esa orden, me busca en el pasillo y me dice:

–¡Prepará una triple y se la colocás urgente!

Yo con apenas una semana en el hospital, no me animé a decirle que no. Me fui a la oficina de enfermería, y mientras preparaba lentamente el medicamento pensando como iba a hacer para colocárselo. Cuando termino, me acerco al jefe y al psiquiatra y le digo que ya está listo. En ese preciso momento, justo detrás nuestro, y sin que pudiéramos detectarlo, pasó Pedernera; un paciente que siempre estaba con Damián, compañero fiel de interminables tardes de mateadas en la terraza. Cuando vimos que Pedernera, en cuero y con una toallita en el cuello al estilo entrenador de boxeo, lo agarró de un brazo. Sólo atinamos a hacer un gesto adusto esperando la trompada. Pero no. Con cierta firmeza en la voz, ese hombrecito de apenas un metro cincuenta y seis, le dijo:

–¿Decime Damián, a vos te parece semejante quilombo, que estás haciendo? Yo puedo comprender que estés mal, pero no que hagas este desastre.

Damián bajando la vista para mirarlo a los ojos, encuentra la mirada del amigo, su rostro desbordado por la furia se calma y le dice:

El manicomio | 71

–¡Hola petiso! Perdoname, no sabía lo que estaba haciendo.
–Está bien, voy a poner la pava así nos tomamos unos mates, y después arreglamos esto.

Salió el petiso del dormitorio destrozado pisando camas, mesitas de luz y trapos, y encaró por el pasillo. Nos miró, detectando nuestro desconcierto, y con un gesto de alta "profesionalidad" nos dijo:

–No se hagan problema, yo lo llevo a tomar unos mates y lo convenzo para que lo puedan medicar, así duerme un rato.

16. Presente infinito e imperfecto

Un lugar en donde el tiempo se detiene, los minutos son horas, las horas días, los días meses y los meses años.
–¿Cuánto tiempo hace que estás acá Margarita?
–Ayer entré. Me trajo mi hijo.

Margarita tiene treinta años de asilo (Hospital Emilio V. A. de Oliva), de beneficencia, de caridad. Treinta años "devolviéndole" al Estado lo que éste "paga" por ella: casa, comida, medicación, cuidados. ¿Dónde va a estar mejor?

Historias truncas, historias que se transforman en iguales. Subjetividades desbastadas que se transforman en idénticas, masificadas. Todos hacen lo mismo, piensan lo mismo, comen lo mismo, tienen el mismo diagnóstico o parecido, se visten de igual manera, duermen en un mismo lugar, toman más o menos la misma medicación.

Un tiempo sin tiempo para lo humano que debería tener cualquier cotidianidad de un mortal. Un tiempo que sólo está destinado al orden, la tranquilidad y la disciplina de un aparato que sólo mira el reloj a la hora de las comidas y de la medicación, o de la entrada y salida del personal.

"La vida concreta del loco –dice Manonni- *se define en el asilo por la idea imperante de lo que es alienado. Esta idea le marca al médico su práctica y al loco su conducta".*

17. La cronicidad

Cron viene del griego xpóvos, que es tiempo. El diccionario también dice que es una unidad de tiempo geológico, que equivale a un millón de años. Cronos, dios griego regidor del universo fue derrotado por su hijo Zeus y confinado en el Tártaro: *un abismo en la parte más profunda del submundo.*

Esta "genealogía" de la palabra crónico me permite inferir que tiene que ver con el tiempo.

El tiempo en este mundo capitalista es valorado de acuerdo al hacer, a la producción. El que no hace algo productivo para el sistema "pierde el tiempo"; así el capitalismo fue instalando la modalidad, en el pequeño burgués, de que el tiempo es oro, de que el tiempo vale.

Ésta fue también una manera de empezar a diferenciar los que producen y los que empiezan a quedar fuera del aparato productivo. El trabajo es un organizador de este sistema, así los que trabajan están insertos en la productividad y los desocupados o subocupados quedan al margen.

Muchos de los que quedaron y quedan al margen de esta construcción del rendimiento fueron encontrando un lugar en distintas instituciones disciplinarias o de seguridad según el diagnóstico que se le asignaba a su peligrosidad. Si eran clasificados por sus delitos merecían la cárcel; en cambio si eran clasificados por la desorganización de su deseo les correspondía el manicomio.

Cabred empezó a plasmar geográficamente la creación de los hospicios en nuestro país allá por 1890, en base a ideas que había traído del viejo mundo. Muchas de esas ideas estaban relacionadas con un orden que permitía, no sólo ordenar el afuera sino también organizar el adentro de estas instituciones.

Antes de la aparición de los psicofármacos, los métodos para controlar la locura eran netamente represivos y tenían como fundamento "enderezar" al anormal. Así podemos hablar del chaleco de fuerza, la sábana mojada, la pileta con agua fría, el electrochoque, la insulinoterapia, entre otros procedimientos disciplinadores. Pero había uno que se destacaba por la sutileza de su implementación, ese método de "tratamiento" era el trabajo, o la laborterapia o la ergoterapia; que consistía en hacer trabajar a las personas internadas en el manicomio como una medida de adoctrinamiento moral del anormal, pero además como una medida de "sostenimiento productivo" de toda esa estructura a la cual se le debía "pagar" lo que ésta brindaba: casa, comida y tratamiento médico. Desde entonces, en nuestro país gran parte de los desocupados empezaron a ocuparse, y a ocupar su tiempo improductivo.

Así fue como el tiempo empezó a organizar las actividades del asilo. Los que llegaban y llegan son los que no tenían ni tienen tiempo para la producción en la comunidad, por lo tanto son derrotados lo mismo que Cronos y confinados en el abismo de Tártaro. El manicomio: un abismo sin tiempo para los derrotados.

En el hospicio más grande de la provincia de Córdoba, el personal que más tiempo le dedica a un paciente (enfermería), está a disposición de cada uno de ellos solamente 16 minutos por día. Poco tiempo dispuesto para tanto tiempo disponible. Un paciente crónico es aquel que ha dejado de tener tiempo para un tratamiento, y ha ganado un tiempo sin tiempo en una rutina que controla su tiempo a través de los horarios de las comidas y los turnos de enfermería. Así el loco sólo es reconocido temporalmente a la hora de comer: cuando falta o le cayó mal la comida o tiene una dieta especial o se fue de permiso o está en sala de contención o es llamado para tomar la medicación. O cuando ingresa un nuevo turno de enfermería y a través de la entrega de guardia contabiliza a los pacientes.

Hoy el manicomio ha dejado el trabajo y su importancia como instrumento disciplinador, y al tiempo no se le asignado la importancia que tenía antaño. Hay mucho tiempo, y la ociosidad ha empezado a hacer estragos. Pero para los estragos siempre hay un nuevo psicofármaco que los dociliza, y para la ociosidad hay un tiempo que muere cada día, cuando comienza cada día. Ociosos crónicos que tienen todo el tiempo para pensar como agradecer a un sistema que los atrapa para siempre en la gran telaraña de la peligrosidad, la incurabilidad, la ociosidad, la improductividad y la cronicidad.

Carlitos, que tiene mucho tiempo de loquero (20 años), me dice:

–A veces pienso que es mejor estar en la cárcel. Vos en la cárcel tenés una condena y sabes, más o menos, cuando vas a salir. Acá no tenés idea.

Un paciente crónico es una persona que ha ingresado al manicomio con un diagnóstico o varios, que certifican una incurabilidad imposible de curar en las diferentes instituciones totales por las que fue pasando. Un tiempo crónico que cronifica el deseo y la esperanza de un ser humano de tener un lugar en el mundo, diferente a ese submundo que le controla su subjetividad.

La cronicidad asilar diagnostica al peligroso a través de una nosología psiquiátrica y lo somete a toda una maquinaria disciplinadora con el objetivo de "manejar su tiempo productivo". Sólo va a salir del hospicio aquel que haya "a-prendido" el disciplinamiento, no obstante su inserción en la sociedad no va a estar garantizada por este aprendizaje, porque afuera también ha sido "cronificado" con el rótulo de improductivo, y es muy probable que regrese al submundo asilar, a ese abismo, a ese tiempo total, desapareciendo socialmente. Son sujetos de la no ciudadanía, seres carentes de toda protección estatal y al mismo tiempo expuestos (*abandonados*) a la violencia y la sobreprotección de cualquier Estado.

Este ciclo negativo del peligroso-crónico-incurable va a terminar como dice Ulloa *"en el cementerio, en la cárcel o en el manicomio"*.

Una buena política de salud mental no fomenta crónicos. El crónico nunca se cura, así justifica la existencia del asilo y del poder psiquiátrico. Muy distinta sería la política de salud mental de la provincia de Córdoba si no existieran los depósitos de locura. El ministerio de salud de la provincia de Córdoba dispone de alrededor de 1750 camas para salud mental, 1600 son para pacientes crónicos (Oliva 1002 camas, Bell Ville 300 camas y Santa María de Punilla 320 camas). Un gran agujero negro que se lleva gran parte del presupuesto de salud, sin brindar salud.

Sin cronicidad no hay manicomio. Sin manicomio no hay cronicidad.

18. El cierre[6]

"Había pacientes hasta en los altillos, llegaban en tren con vagones repletos. Se había hecho un desvío del ferrocarril para que

---

[6] Anuario de 1934. Colonia de Alienados de Oliva. Hoy Hospital Emilio Vidal Abal de Oliva.

pudieran entrar hasta el Asilo pacientes que venían de Corrientes, Chaco, Misiones, Tucumán, Santiago del Estero, entre otras provincias.

En 1934 la entonces Colonia de Alienados de Oliva clausuró el ingreso de pacientes debido a que ese año llegó a albergar 5000 personas."

19. Esas bocas son mías

Ancestralmente la lengua fue una herramienta colonizadora y de sometimiento para ejercer control o dominio, definir estructuras de poder, y así delimitar al sujeto. La lengua fue y sigue siendo también una herramienta política. Para Foucault sería algo así como *la consecución de la guerra en la paz;* para garantizar el disciplinamiento como estrategia que dará sentido a la construcción de una lógica que comienza a instaurar hábitos "civilizados" y a moldear subjetividades previsibles. Se trata de una "conquista" más sutil, es el período de asentamiento y de la colonización en donde se hace hincapié en el error cultural de los "salvajes"; y como corolario su "enderezamiento". El objetivo es adiestrar al "bárbaro" *quitándole toda voluntad política,* así como también todo vestigio de identidad del cual pudiere abrevar. *"Robar a un hombre su lenguaje: allí comienzan todos los asesinatos legales",* dice Barthes.

Nosotros como sujetos nos constituimos en una diversidad de yoes expresados en los lenguajes, en las voces habladas por otros y que pertenecen a fuentes diferentes (ciencia, arte, religión, etc.). Me comentaba una colega de Paraná que en el hospital psiquiátrico "Roballos" de la capital entrerriana, una paciente decía:

–El Roballos es un ´roba yos'.

¿Quién es el que habla dentro del manicomio? ¿Qué se habla dentro del manicomio? ¿Cuál es el ámbito constitutivo del discurso manicomial? ¿Quién tiene la palabra en el loquero (la última o la primera o todas)? ¿Quién organiza el habla dentro del manicomio? ¿El que habla siempre, habla con la verdad? ¿La verdad, es hablar como hablan todos? ¿Qué dicen los que dicen? ¿Qué no habla el que se calla?

Maud Mannoni, nos dice que al fenómeno de la locura no puede separársele del problema del lenguaje, de un lenguaje atravesado por los efectos de la verdad. En el manicomio se practica la apropiación hegemónica de las prácticas de enunciación uniformalizando el lenguaje. La globalización y la colonización interior han hecho estragos en la palabra de los que ya no tienen palabra. Ésta sólo aparece cuando está limitada por la estructura lingüística de la psicopatología, allí sí tiene un "plusvalor" que justifica su pronunciación legal.

La proliferación de procedimientos contra las locuras, la recuperación de la estima desbastada, la identidad avasallada o negada o la oferta de respuestas estándares predeterminadas -entre otras cosas- se incluyen en el conjunto de soluciones normalizadoras cuyo efecto condiciona la irrupción de los modos de enfermar y de curar. Primero fueron los Pinel, Los Esquirol, los Kaplan, después los Ey, entre otros; ahora todo se supedita al discurso del CIE-10 o del DSM-IV. Esta unipolaridad lingüística que atraviesa la lógica manicomial y psiquiátrica, limita a la clínica solo a lo psicopatológico, a signos y síntomas de una enfermedad que mucho tiene que ver con la peligrosidad de un individuo; consolidando así las desigualdades entre *los que saben y los que no saben*, estableciendo un saber único "más sabio", "*...una relación de identidad entre un conocimiento que se estructura en la hipótesis de la desigualdad de inteligencias, en la necesidad de la explicación del que sabe al que no sabe, y en cierta idea de la utilidad del saber*" *(Taller del maestro ignorante)*. Así las historias clínicas están plagadas de palabras que se deben saber sí o sí desde el discurso médico (si el resto del equipo no lo sabe, mejor; el saber sigue quedando de un solo lado; la pregunta desde la "ignorancia" siempre va a ir dirigida hacia ese saber), palabras como: verborrágico, hipomaníaco, pensamiento aplanado, delirio fluido, alucinación auditiva, perdido en tiempo y espacio, ecolalia, dislalia, pensamiento saltígrado, gestualidad distante, intercepciones del pensamiento, fuga de ideas, rigidificación y ritualización del pensamiento, falta de sentimiento, fabulaciones compensadoras, lagunas mnésicas, claridad de la conciencia, etc. ¿Eso es verdaderamente lo que le pasa a una persona cuando sufre? ¿El sufrimiento de donde viene? ¿Quién instala ese sufrimiento como enfermedad? ¿Quién le da identidad de paciente a un ser humano sufriente?

Esta "moral discursiva" va a envolver al cuerpo del sujeto captando sus gestos, y sustentada por la lógica manicomial como práctica subjetivadora, nada va a decir de ese sujeto, su palabra desaparece, su historia está ausente, lo humano se desvanece. Desaparecen sus maneras de pensar, sus conocimientos de la realidad, su ideología, su cotidianidad. Sólo existe la clínica psiquiátrica. Este decir va moldeando una "entidad clínica" que opera como rótulo puesto sobre las palabras, produciendo una serie de enunciados que se presentan como legítimos. Son *"términos que son propios de la semiología médica y que, por lo tanto, conducen sin remedio a la interpretación en la cual concluye"* (Eduardo Cuadrado, 2004 Rosario). Maud Mannoni, nos dice al respecto *"de este modo el psiquiatra, en la escucha que puede prestarle a la locura, depende directamente del sistema mismo de internación. El modo en que la locura se despliega es función del marco en que se la recibe. Y como lo hemos subrayado ya, en el asilo más que en ningún otro lugar, todo se halla concebido para que la locura deje de hablar.... El decir y el obrar de la locura han sido registrados por una ciencia médica que orienta su investigación en el sentido de un saber sobre la locura. Un estilo docente ha hecho del enfermo mental el reservorio esencial del saber psiquiátrico. Convertido en objeto de la ciencia, el loco ha perdido su decir de verdad. Y en la relación instituida con el psicótico, el terapeuta, si abandona la posición que le ha reservado la psiquiatría clásica, se ve llevado de nuevo a esa posición por el enfermo mismo, que sabrá mostrarle con pertinencia la vanidad de sus pretensiones humanitarias".*

Poder hablar es armar una historia que puede reamarse una y otra vez dejando siempre una pregunta. No es la espera de una respuesta la que define al sujeto, es la pregunta. El ser es una pregunta y el preguntar es el pensar. Es una pregunta sobre el futuro la que organiza la esperanza o la desesperación. En la lógica del "reino de la verdad" es más fácil dar respuestas que hacer preguntas, por eso están prohibidas las preguntas. El que pregunta habla otras palabras, el que habla otras palabras agrieta sísmicamente el silencio uniforme y hegemónico, el que agrieta el silencio pone al descubierto su presencia, el que se hace presente desde su palabra desestructura la lógica de atontamiento para dar paso a otras palabras, el que desestructura esta lógica crea diferencias que "boicotean" las prácticas subjetivadoras del aparato disciplinador haciendo insoportable su discurso, el que hace insoportable su discurso tiene asignado un lugar entre los anormales y va derechito hacia el confinamiento, el sometimiento o la marginalidad.

20. Nota de un paciente "de paso"...[7]

10.30 hs: del 6 de octubre de 2008. Me encuentro en la ventana dela almacen de la Colonia de "Oliveros" la cual en este momento esta atendida x 1 hermosa dama que me isi recordar 1 capullo de rosa encarnada por los colores que vestía en este momento, la concurrencia aca se debe por dicho lugar va a ser reinagurado para el vien de todos los que estan sin saber x que los trajeron sin motivo ninguno argumentando que son enfermos mentales x que pueden andar caminando x las calles o caminos de las ciudades y pueblos de nuestra patria menos paises vecinos x hermosos como todos los que aquí estan x que argentinos y en su patria sus cenisas dejaran. Le estoy muy agradecido a la doctora que me recibio, y me interno aquí que se llama "Daniela exiquiatria.

Se despide sano y con salud.

Firmado: Juan José "Zarate" Pepe 1 paciente de paso

21. Certezas

Acabábamos de *"deliberar"* con un grupo de enfermeros en un pabellón cualquiera del Hospital E. V. Abal de Oliva, motivados por textos de Marcelo Percia, sobre las certezas y de cómo, por lo general, a una persona que delira no se le debe contestar con una certeza, ya que eso imposibilitaría el diálogo, lo cortaría, no lo dejaría fluir. Esto genera mucha ansiedad en el delirante, ya que debido a su convicción el está seguro de su realidad y refrendarle nuestra realidad lo angustia. Tengamos en cuenta de que el delirio es una reacción "saludable" de nuestra mente ante la angustiante presencia alucinatoria de figuras, voces, olores, etc. El mismo Percia sostiene que *"Winnicott afirma que enfermamos para escapar de un colapso. Para componer un espejo de imágenes rotas, quebradas, indefinidas. Para abrigarnos en nuestra debilidad extrema, para preservarnos de la destrucción."*

---

[7] Este escrito fue entregado a una médica de guardia de la Colonia Psiquiátrica de Oliveros, provincia de Santa Fe.

Discutíamos sobre eso y la importancia de la escucha, así como también de la pregunta. Ante esto Percia dice *"reanudar una y otra vez una pregunta que siempre comienza. Penetrar una certeza es hacerla caer en las tensiones de un diálogo. A veces, algo comienza a decirse no tanto porque se da en la tecla, sino porque se provocan accidentes que hacen contacto".*

–Yo los escucho, les sigo la corriente y así se quedan piolas.
–Comenta Horacio, enfermero de un pabellón de crónicos.

Tampoco es seguirles la corriente. Eso no es escuchar. Eso es superficializar las palabras, hacerlas pasar. Escuchar es penetrar en ellas, buscar huellas que nos guíen hacia un nuevo interrogante, hacia los intersticios de un discurso que se abre ante nuestra sensibilidad. Lacan sostenía que *"no se debía retroceder ante la psicosis"*, es decir romper su silencio, "escucharla", pero no ya desde su "significado" o de su "discurso", sino desde la lógica que la organiza.

Entonces la discusión iba más o menos por ahí, cuando se nos presenta Jorge.

–¡Por favor! Sáquenmela del cuerpo porque si no me corto la cabeza. No la soporto más.

Se le acerca a un enfermero, y éste como haciendo oído sordo a lo que veníamos discutiendo minutos antes, pero haciendo presente la lógica institucional le dice:

–Vos no tenés a nadie en el cuerpo, y menos una mujer.

Esa certeza enfureció de tal manera a Jorge, que le costó un traslado al pabellón de crisis.

Percia nos comenta lo que piensa Maud Mannoni, *"Esta psicosis no tiene tanta necesidad de ser curada (en el sentido de una detección) como de ser recibida. Lo que el paciente busca es un testigo y un soporte de esa palabra ajena que se le impone".*

¿Cómo hacer entender un sufrimiento a otro que está en una actitud de no entender? ¿Cómo hacer caer esa única manera de interpretar un decir o un hacer? El manicomio ha hecho mella en la subjetividad del trabajador, se ha in-corporado en él, ha llegado hasta sus gestos, sus actitudes y su manera de ser-hacer-pensar profesionalmente el abordaje de la locura. El cuerpo del trabajador es la prolongación del cuerpo mismo del hospicio. Sus manos, su mirada, su escucha y su pensamiento, allí esta presente la lógica manicomial.

22. Pedido

"¿No tiene 10 centavos? ¿20 centavos? ¿50 centavos? ¿No tiene un peso, una monedita? ¿Un poco de pan? ¿Un poquito de yerba? ¿No tiene un cigarrito?"
Gustavo, todos los días. Hospital Emilio Vidal Abal de Oliva.

23. ¿Cómo hacer para no quedar atrapados en las sutilezas del asilo?

Gustavo Castaño sostiene que *"...funcionan como obstáculos a la invención, como ventanas por donde el manicomio retorna cotidianamente a su lugar. Ventanas que a veces son portones abiertos de par en par, y que no podemos situar en otro lado que no sea en nosotros. En nuestras propias concepciones, en nuestra formación, en nuestra discriminación de lo pensable y lo impensable, es decir: en nuestras propias dificultades de simbolización, con sus consecuentes reaseguros imaginarios".*

Una fiesta de fin de año, un emprendimiento encomiable y admirable por el trabajo a realizar*: juntar a familiares y pacientes fuera del loquero.* Juntarlos en el pueblo, hacerlos iguales. Estrategia pensada por el equipo de salud de un pabellón cualquiera del Hospital Emilio Vidal Abal de Oliva como recuperación del apoyo social e inserción de la persona recuperada en el seno familiar.

Pero uno nunca debe descuidarse, el manicomio está al acecho. De repente un evento pensado para iguales comienza a "fabricar" diferentes. Los colores son los que denotan esa diferencia. Los de blanco "pulcros y angelicales" son los miembros del equipo de salud, los de rojo y azul son los pacientes y los de "civil" son los familiares.

Los de adentro todos "uniformados" los de afuera "de ropa de calle". ¿Como una actividad pensada como socializadora e integradora muestra tajantemente las diferencias? Acá no hay paredes ni pabellones, pero hay actitudes, ritos, compartimentos, estamentos o hasta indumentarias que diferencian al diferente. Lo marcan, lo rotulan, lo impregnan de un halo de magnificencia. A los blancos se los impregna de sabiduría, higiene, orden, control y vigilancia. A los rojos y azules se los impregna de sometimiento, dependencia y atemporalidad. Y por último, a los "de civil" se los impregna de descompromiso, culpa y de "no te metas".

Taller de música de los miércoles en el "loquero". Escenario propicio para expresión de subjetividades reprimidas en el pabellón. La consigna es crear una canción. Pero de repente aparece el manicomio.

Lito, el más creativo del grupo, se ensimisma, toma un lápiz y comienza a componer. Al cabo de unos minutos lee una estrofa. El 39 (la lluvia en los números de la quiniela) es su título, habla de un día lluvioso, de un amor perdido, de tristezas, de recuerdos... Es muy triste, le sacamos la mitad. Lito se enoja y se retira.

Mabel, que siempre está haciendo chistes, aporta lo que ha pensado o lo que le viene a la mente. *Agachate que vienen los indios, levántate que ya pasaron.* Todos nos reímos. Ni una palabra de lo dicho por Mabel es colocada en la canción.

El coordinador ordena en el pizarrón e intenta darle su "coherencia" a palabras y frases tomadas por él como "incoherentes".

¿Quién dice que el sin sentido no tiene sentido? ¿Por qué dar sentido al sin sentido? ¿Desde donde dar sentido al sin sentido? ¿Por qué fomentar un espacio aparentemente de expresión libre para luego arrebatar arrebatos? Sutilezas de una lógica que está presente en la cotidianidad del afuera y del adentro. Telaraña que atrapa instantes de libertad. Veredicto que condena a la creatividad a cadena perpetua. Engranaje aceitado por la contundencia de la disciplina.

24. *Un lugar de ternura en el "submundo asilar"*

Hay que subir una escalerita desvencijada de seis escalones de ladrillo de cemento, pasar por una galería que te invita a contemplar atardeceres, y después está la puerta de dos hojas que se abre y nos da la bienvenida. Al costado de la puerta, como custodios, dos ventanas enormes que llegan al techo. Una vez adentro, un mostrador con vitrinas repletas de golosinas, una máquina de café y una heladera horizontal delimitan el espacio de encuentro en donde se desparraman las mesas plásticas con sillas tipo playeras. Las paredes pálidas de colores piden a gritos por un cuadro, un afiche o un graffiti.

En la primera mesa hay tres personas que comparten una gaseosa y hablan de fútbol y de la goleada de Boca del fin de semana.

Fuman, y por momentos están callados. Ahí la escena parece que se hiciera en cámara lenta.

Atrás hay uno sólo que mira a todos y enciende un cigarrillo tras otro.

En la mesa del costado son cinco, hablan y se enteran de las noticias por una diminuta radio en donde Rony Vargas se desgarganta. Son todos jóvenes.

Conmigo está una señora que dice ser de un pueblo de por acá. *"Hace un año que estoy internada"*, me dice; *"estoy en el pabellón 18. Ya lo jugué varias veces, cuando me fui de permiso, pero nunca gané nada. Ni para eso tengo suerte"*.

Hay mucho humo, todos fuman.

Todos los que entran, van a la caja y depositan veinte pesos. Hoy es día de pago de peculio, una especie de "salario" que les paga el loquero a los que realizan alguna tarea en el pabellón. Así se legaliza la explotación y la falta de personal en la institución.

"Me das un viagra", dice el de la mesa de la entrada. Todos nos reímos, y la moza "buenamoza" que nos atiende larga una carcajada que sensualiza el ambiente mientras –apoyada en el mostrador- suma una cuenta de cigarrillos, yerba y alfajores con una calculadora de esas chiquitas. Ella los trata tiernamente y como iguales. Se desliza entre las mesas e irradia una ternura y una alegría pocas veces vista por ellos. Tal vez por eso vengan tantos a este lugar.

Todos hablan palabras que todos hablan, que todos escuchan y que todos entienden. Nadie es censurado en su discurso, nadie es interpretado en su discurso. Todo y todos están fuera de la mirada inquisidora de los profesionales, acá todos son cada uno. Se conocen, se saben los nombres y los nombres de los seres queridos de los compañeros. Ellos reconocen subjetividades, se exigen reconocerse contando sus historias y escuchando las de los demás.

Acá sus actos son comprendidos por fuera de cualquier lógica moral y su comportamiento es explicable ante cualquier lógica científica. Ninguno se somete a ley moral alguna porque simplemente no la hay.

Acá son verdaderamente seres políticos, son libres de pedir, de sentarse en el lugar que más les guste, de compartir con quien más les guste, son atendidos, son entendidos, son bien tratados.

"¿Qué vas a tomar Aníbal?". "Una coca, por favor". Acá son clientes, palabra capitalista que en este lugar libera. Acá dejan de consumir lo que otros les imponen: psicofármacos, fideos, carne molida, pan del día anterior, órdenes, salas de contención. Para empezar a consumir lo que ellos quieran: gaseosas, un pancho, chicles, chocolates, un cortadito.

Acá la subjetividad se muestra y se resiste con más fuerza al disciplinamiento de dispositivos que intentan capturarla y reducirla.

Espacios, lugares, rinconcitos, momentitos, ratitos que salvan, que dignifican, que liberan y que permiten pensar que en ese instante ellos están un poco mejor.

25. *Los judiciales*

"Antes era distinto, no había esta clase de pacientes, los judiciales son de terror. Vienen varios en un celular policial, esposados y custodiados, con una historia que sólo conoce de reformatorios, cárceles de menores o celdas. Y te lo dejan ahí en la sala, y todos se van. Y vos te quedás con esa primera imagen, y pensás:

–¡Y ahora me tengo que quedar sólo con esta bestia!

Lo último que les queda es el loquero y después la nada o la muerte. La mayoría son chicos que cuando cuentan sus vidas parecen que hubieran vivido 80 años, y apenas tienen 18 o 20. A los judiciales nunca se les puede negar una internación, la orden del juez es palabra santa. Los otros días, al ingreso de un paciente, leía un informe judicial, en el cual el juez decía que solicitaba la internación porque este hospital era el lugar adecuado para la recuperación y rehabilitación de esa persona. Como si este lugar fuera terapéutico, como si acá adentro del loquero existiera la posibilidad de crear algo para esa persona afuera. Acá adentro termina su derrotero por instituciones. Acá adentro de la única manera que sale es con las patitas para adelante." Esto me comenta un enfermero de la sala de admisión del hospital Emilio Vidal Abal de Oliva, de la provincia de Córdoba.

Entre el 30 y el 40% de los pacientes que ingresan a este hospital psiquiátrico son "judiciales". Desde 1995 se incrementó en un 20%. Es una constante en todos los hospitales psiquiátricos del país, estas personas ingresan munidas de un informe o pericia psiquiátrica o psicológica y una *orden judicial* que -por lo general- no puede ser rechazada, por más que profesionales idóneos determinen que no existe criterio de internación. Eso no importa, lo mismo debe ser internado por que así lo ha *"ordenado el soberano"* ¿Quiénes son "los judiciales"? ¿De dónde viene esta categoría de pacientes que se internan en los psiquiátricos? ¿Por qué son cada vez más las personas judicializadas que ingresan a los hospitales psiquiátricos? Lo mismo que el loco, el judicial se construye en los márgenes de la sociedad. El manicomio como institución excluye y denigra a las personas que son marcadas en el afuera. Así, el loco o el judicial o el loco judicializado llega al loquero con el rótulo colocado desde la normalidad y la moralidad. La pericia tiene como finalidad hacer una división entre enfermedad o responsabilidad, entre terapéutica y castigo, entre medicina y penalidad, entre hospital y prisión. Es así que, cuando la enfermedad hace acto de presencia, la criminalidad, de acuerdo con la ley debe desaparecer. La institución médica, en el caso particular de la locura, tiene que tomar la posta de la institución judicial.

Las 10:30 horas de una mañana soleada de julio en Santa Fe. Juan nos atiende la puerta, su mamá impecable está sentada desde hace un buen rato en un sillón de mimbre que parece más cómodo por los almohadones azules. Sus cachetes colorados la hacen rebozante de una felicidad que se palpa en el ambiente. Esta señora tiene dos hijos, Juan, de 52, y su hermana que es más grande.

–Ya vuelvo. –Dice Juan, después de presentarnos a su mamá. Y sale para la cocina en busca del mate y de unas facturas.

Juan era un vendedor de autos que llegó a estar en la Mercedes Benz en Buenos Aires con un cargo altísimo. Jugador y mujeriego empedernido se "quemó" todo. Hace unos años que vive con su mamá, después de varios intentos fallidos por conseguir un trabajo. La hermana de Juan nunca avaló que volviera con su madre, y *"tal vez pasándome facturas viejas, me denunció por maltrato hacia su madre y por alcohólico"*, nos comenta Juan. Así fue rotulado desde el poder judicial y llevado -por la policía- a la sala de guardia del Hospital Mira y López de Santa Fe.

–Ustedes saben que yo busco en el diccionario una palabra que me pueda hacer entender lo que yo pasé en esos 12 días en el hospital, y no la encuentro. Nadie me va a devolver ese tiempo.

Yo quería explicarles que no era así, que nada de eso era verdad. Pero nadie me escuchaba. Todo estaba preparado para reducirme. Primero la fuerza de los porteros y los enfermeros y después el efecto de la medicación. Esto fue tremendo. Me veía babeando y no podía hacer nada. Me ponían cualquier ropa, me levantaban a cualquier hora, cuando yo quería bañarme no lo podía hacer. Ellos decidían mi vida.

Así ingresó Juan a la maquinaria estatal de salud mental con la estampilla en la frente que decía: "judicial". Cualquiera en cualquier momento puede ser Juan. Cualquiera puede ser señalado con el dedo acusador y ser acusado de algo que le va a llevar tiempo poder demostrar que no es así. *"El paciente se queda entonces, confrontado imaginariamente a otro absoluto, al cual ha ofendido, en tanto es el dueño de la vida, y ante el cual no tiene otra apelación más que la de su propia muerte"* (Eduardo Cuadrado, 2004 Rosario). Si la persona se rinde, si esa lógica moralista del sistema reinante triunfa tendremos un crónico más en el psiquiátrico.

Los trabajadores de la salud, muchas veces nos convertimos en "cómplices correccionales" de un aparato que captura a muchos Juanes que entran y a pocos que salen. Mientras que en el afuera la sociedad va a responder a la criminalidad patológica de dos modos: uno expiatorio, la prisión; y otro terapéutico, el hospital. Ese dedo acusador de la sociedad tiene su apoyo en la justicia y su ratificación psiquiátrica que convalida todo encierro en una red continua de instituciones moldeadoras de sujetos morales, buenos y limpios. Pero ambos, la justicia y la medicina enmarcados en un discurso rehabilitador y de reinserción social, no van a responder en absoluto a la enfermedad, porque si así lo hicieran jamás podrían recurrir al encierro del manicomio como respuesta terapéutica; y tampoco responderán específicamente al delito o al crimen, ya que en la prisión lo único que se fundamenta es también el encierro. En realidad, tanto las instituciones médicas como las jurídicas, sólo van a responder a la peligrosidad del individuo.

Cristina Donda, interpretando lo que Foucault dice sobre las formas jurídicas, nos dice *"...este pensador francés, muestra cuales son las formas de prácticas penales que caracterizan a la sociedad disciplinaria, cuales son las formas de su saber, los tipos de conocimientos, los tipos de sujetos de conocimientos que emergen a partir y en el espacio de esta sociedad disciplinaria que es la nuestra. A comienzos del siglo XIX aparece una nueva forma de penalidad: la prisión, el encarcelamiento... la penalidad del siglo XIX se sostiene en el control y la reforma psicológica y moral de las actitudes y el comportamiento de los individuos... lo que está en juego es más bien no lo que hacen los individuos sino lo que son capaces de hacer, lo que pueden llegar a hacer, o lo que está a punto o dispuesto a hacer. Así nace el concepto de peligrosidad por el cual el individuo debe ser considerado por la sociedad a nivel de sus virtudes y no de sus actos. Para lograr esto la teoría penal cuestiona que la institución penal no puede ya estar sólo en manos de un poder autónomo, el poder judicial. Es así, como el control punitivo a nivel de sus virtualidades no puede ser efectuado por la justicia sino por una serie de poderes laterales al margen de la justicia* (pero atravesados por ella), *tales como la policía, las instituciones psicológicas, psiquiátricas, criminológicas, médicas y pedagógicas para la corrección. Se inicia la época del panoptismo social"*. Todo, absolutamente todo se tiene que ver, y si no se ve se actúa en base a lo que se podría ver si se viera. De esta manera se forma un poder/saber organizado alrededor de la norma para la vigilancia de las personas durante toda su vida. La vida cotidiana es el blanco de este control.

En efecto, como podrán observar, el acuerdo entre la medicina y la justicia, que es asegurada por la pericia médico legal, sólo se efectúa gracias a la creación de discursos de miedo, que tienen como función detectar el peligro social, oponerse a él y marginarlo.

26. Agua bendita[8]

"Había llegado del Chaco hacia tres días. Desde su ingreso había estado excitado. Los psicofármacos no existían. Para calmarlo se lo metía en una pileta con agua fría. Así estuvo los tres primeros días de su internación, al cuarto, como despertándose de un largo sueño dijo:

–¿Dónde estoy? ¿Quién me trajo aquí?

Lo había dicho con tal lucidez que había impresionado a sus

---

[8] Ferreyra, Carlos; chofer del Hospital Emilio Vidal Abal de Oliva.

celadores. Es que estaba realmente lúcido. Trabajaba en el campo chaqueño, y el sol de la tarde le había provocado una insolación. Fue la primera vez que ví que la "pileteada" surtiera efecto. A los pocos días se fue."

27. Carne de manicomio

Y estaba ahí abatido, somnoliento, harapiento, consternado traspasando la tierra con su mirada baja, ojos quietos que gritan un dolor que nadie escucha, manos negras por el trajín de una jornada agotadora entre la basura, figura doblada por el mal tiempo vivido en este mundo.

Levanta la vista sólo al llegar a la esquina para ver si viene un auto. Cuando viene gente la baja nuevamente como disculpándose por estar en esa circunstancia. Como si fuera el culpable de su miserable vida, haciéndose cargo de todo o casi todo lo que le pasa y le va a pasar. Porque él no tiene futuro, no tiene vida. Su vida es una muerte preanunciada por el más terrible de los olvidos: la pobreza, esa que todos miran sin ver, como escondiéndola de esta realidad tan desigual. Invisible de día aparece de noche, y desaparece cuando el mundo aparece.

Sigue su camino hasta llegar a la esquina, levanta una mano, saluda a alguien que lo saluda. El perro se quedó atrás, embelesado con alguna bolsa que descubrió sabrosa de sobras. Lo llama, no entiendo el nombre. El perro lo mira como diciéndole: "acá hay un manjar, esperame a que termine". Lo espera, se sienta en el cordón de la vereda. Busca entre alguna de sus mugrientas bolsas seleccionadas, saca una botella que apoya sobre un diario devenido en mantel, busca nuevamente en la misma bolsa y saca algo que se lleva a la boca. Después toma un trago del "elixir" encontrado. Él vive de desechos que otros dejan. Mira la inmensidad de una noche negra como su vida misma, tira sus brazos hacia atrás y se apoya en este mundo, en este puto mundo, en este mundo inmundo, en este submundo que lo dejó hace rato.

28. Un caso de Bioseguridad social infectado de desamparo

Michael Foucault señala que el poder sobre la vida *"se desarrolló desde el siglo XVII en dos formas principales..."*. Uno, *"centrado en el cuerpo como máquina: su educación, el aumento de sus aptitudes (...), su docilidad, su integración en sistemas de control eficaces y económicos..."*. El segundo, formado *"...hacia mediados del siglo XVIII, fue centrado en el cuerpo-especie (...) que sirve de soporte a los procesos biológicos: (...) los nacimientos y la mortalidad, el nivel de salud, la duración de la vida (...); todos estos problemas los toman a su cargo una serie de intervenciones y controles reguladores: una biopolítica de la población. Las disciplinas del cuerpo y las regulaciones de la población constituyen los dos polos alrededor de los cuales se desarrolló la organización del poder sobre la vida"*. Es así como irrumpe un poder cuyo mecanismo está forjado, no ya en matar sino en invadir la vida enteramente. A partir de allí comienza para Foucault, *la era de biopoder*. Con el surgimiento de este dominio -que tiene como eje a la vida cotidiana de las personas-, no se dejó de lado el poder centrado en el cuerpo —docilización corporal, hombres máquinas-; sino todo lo contrario, ambos se complementan para garantizar así la higiene total de la sociedad.

Tita tiene 28 años y una vida plagada de escasez, desplantes y abandonos. A los 10 años vivía en un barrio de la capital cordobesa y su mamá se fue de la casa, su papá la entregó a una tía. Según su tía, Tita tenía problemas de conducta: *estaba mucho tiempo en la calle*. A los 13 años ya disponía de unos pesos por ejercer el comercio sexual, y se quedó en la calle. Allí la golpearon, la maltrataron y hasta abusaron de ella. Encuentra una persona que se complementa con ella y están en pareja durante casi 8 años, tiempo en el cual Tita abandona la calle. La ruptura de la pareja hace que vuelva a vivir de su cuerpo. Tiene un episodio de agresividad en la comunidad y es internada en el Hospital Neuropsiquiátrico de la ciudad de Córdoba. Allí la diagnostican como débil mental moderada, y también le detectan una enfermedad que va a signar su vida-destino al confinamiento y la imposibilidad de estar en las calles: VIH + SIDA.

Acá comienza el derrotero de Tita por instituciones de encierro. Como corolario llega al hospital psiquiátrico Emilio Vidal Abal de Oliva, dejando en claro una vez más que éste hospicio tiene como misión albergar a lo que no tiene cabida en ningún lado.

Se la aloja en una sala de pacientes agudas, pero al poco tiempo se la traslada a un servicio de "larga permanencia", sigla utilizada dentro del loquero, como una manera de enmascarar la cronicidad con un discurso "innovador".

Tita es una persona que colabora en el servicio con enfermería, limpiando, haciendo mandados, poniendo la mesa, lavando, etc. comparte su vida con otras 53 mujeres "vigiladas" por una enfermera o eventualmente dos. El problema empieza cuando Tita sale del pabellón y se encuentra con hombres. Allí se hace "incontrolable" su conducta, ya que mantiene relaciones sexuales con muchas personas. El psiquiatra del servicio escribe en la evolución de su historia clínica: *"los psicofármacos hasta el momento no producen ningún cambio en su conducta sexual... Falta personal de enfermería que pueda hacer una supervisión las 24 horas"*. La estrategia terapéutica es que se la encierre en sala de contención cuando tenga su período menstrual, y a su vez se le impida salir del pabellón para no tener contacto con los hombres. En cuanto a su tratamiento de VIH + es interrumpido reiteradas veces, lo que hace que no se lleve un control estricto del mismo. Tita entiende como debe cuidarse cuando está menstruando, guarda los apósitos en bolsitas y se cuida de que nadie tenga contacto con ellos. Las medidas de seguridad no amedrentan a Tita, y cada vez que puede se escapa para encontrarse con algún amor furtivo que hizo en el loquero.

El mismo problema que fue generado en el afuera se da en el adentro. Su sexualidad expuesta desmedidamente tampoco puede ser controlada por el encierro. La invisibilidad del adentro es cuestionada por una enfermedad infectocontagiosa, así Tita es reconocida por todos en el loquero como una *"paciente problema"* para la institución.

Las manos de la institución no dan abasto y Tita aprovecha y se les va de las manos. Se escabulle, se fuga, se escapa. Tita no se puede agarrar. Hace aguas por todos lados el control asilar y queda expuesto su inoperancia terapéutica y de sujeción en este caso de locura, infección y desenfreno sexual, una ensalada que el loquero no puede tragar. Con Tita no se va a responder en absoluto a la enfermedad, por que si en realidad se respondiera a ella se hubiesen buscado instituciones terapéuticas. Vemos acá resurgir el mayor prejuicio de la humanidad en desmedro del diferente: *la peligrosidad* y sus consecuencias; trae a escena la trama médico-judicial con el objetivo de *"curar al enfermo para garantizar el orden público"*.

La pregunta planteada a la salud-justicia sería ésta: tenemos ante nosotros a un individuo que es capaz de perturbar el orden o amenazar la seguridad pública. ¿Qué puede decir la psiquiatría-justicia en lo que concierne a esta eventualidad de perturbación o peligro?

La psiquiatría, en este caso particular, responde, ya no por los estigmas de la incapacidad en el plano de la conciencia solamente (debilidad mental), sino por los focos de peligro que puede generar un comportamiento (sexual en este caso). El análisis, la investigación, entonces se desplazaría desde lo que piensa Tita, hacia lo que hace. De lo que es capaz de comprender Tita, a lo que es susceptible de cometer. De lo que puede querer conscientemente Tita, a lo que podría producirse involuntariamente en su comportamiento.

¿Por qué esta persona cuando era "débil mental pura", podía tener una pareja, sexualidad y estar en la sociedad, y cuando se contagia de VIH +, es encerrada?

El peligro del contagio determina que Tita ya no puede sostener una pareja, su sexualidad es cuestionada e intervenida, y su permanencia en la sociedad se hace insostenible. El VIH +, hace redescubrir su "debilidad mental" no como una respuesta a la misma, sino como una manera de intervenir específicamente sobre la sexualidad de la persona, utilizando obviamente el diagnóstico de "debilidad mental" para su reclusión en el loquero, y garantizar la seguridad de la sociedad.

Giorgio Agamben nos dice que *"...sería más honesto y, sobre todo, más útil, indagar acerca de los procedimientos jurídicos y los dispositivos políticos que hicieron posible llevar a privar tan completamente de sus derechos y de sus prerrogativas a unos seres humanos, hasta el extremo de que llevar a cabo cualquier acción contra ellos no se considera ya como un delito. Hay una matriz política, jurídica e ideológica que emerge cuando hay estado de excepción, estado de sitio, estado de emergencia, etc.".*

En el momento de que fue detectado en el cuerpo de Tita la positividad del virus del VIH, en ese preciso momento, se empezó a estructurar todo un dispositivo de bioseguridad social a través de una tecnología de poder desde la policía médica para aislar de la población a un "verdadero riesgo" que podía atentar en contra de la salud de la comunidad. Allí aparece, como señalábamos anteriormente, el pretexto de la locura para poder garantizar su "desaparición social" y ser ingresada en el manicomio más grande la provincia de Córdoba.

Tita lleva consigo tres grandes dilemas que todavía las ciencias de la salud no han podido abordar con otra cosa que no sea el destierro: la muerte, el sexo y la locura.

29. Teoría de la "microfísica" del poder psiquiátrico

En el curso de Michael Foucault llamado *"El Poder psiquiátrico"* realizado en 1974, en la clase del 9 de enero analiza la *"microfísica del poder psiquiátrico"*; para ello determina cuatro realidades a las cuales se tiene que subordinar toda persona que ingresa al sistema asilar para arribar a una cura y su posterior "restitución" social como individuo "encaminado". Esta realidad planteada por el filósofo francés tiene ejemplos de "tratamiento" que datan de 1800, pero con una actualidad alarmante.

Foucault habla primero de que la realidad a la cual debe acomodarse el loco tiene que ver con la voluntad del otro. Hay otro que siempre tiene y tendrá un poder superior al del loco, y éste debe plegarse y ser sojuzgado por ese otro poderoso.

Luego habla de una segunda realidad a la cual se debe someter el loco; una especie de rito de confesión, el enfermo es obligado a recitar en primera persona su biografía, su pasado, su identidad.

La tercera realidad, un poco ambigua y contradictoria, tiene ver con la enfermedad, con la locura propiamente dicha: se trata de mostrar con exagerada claridad que la locura es locura, forzarlo y someterlo a la inflexión de su enfermedad. Tras cartón cuando se ha logrado esto, casi al mismo tiempo, se le debe hacer notar que en realidad su locura no está en la esencia de la enfermedad sino en la maldad y en la peligrosidad. Ese deseo maligno que la anima.

No sólo que es enfermo, sino que es malo. Esto último se logra, a través del vejamiento y el castigo. Podríamos hablar aquí del uso de ciertas prácticas represivas que se realizan dentro de instituciones psiquiátricas: las salas de contención o a cierta medicación, o a la suspensión de visitas, o al encierro mismo.

Y por último, Foucault habla de todo un sistema de intercambio y utilidades que corresponde al dinero, el problema de cómo subvenir a sus propias necesidades cuando uno está loco; como instaurar, desde dentro de la locura misma, un sistema de intercambio a partir del cual uno podrá financiar su existencia de loco; y aquí juega un papel preponderante el trabajo dentro del hospicio, la ergoterapia o la laborterapia como terapéuticas "corregidoras".

Un individuo curado y restituido socialmente era o es aquel que ha podido incorporar este sistema disciplinador del asilo.

En estas cuatro realidades, a las que se sometía y se somete la persona que ingresa al loquero, está la esencia del "poder psiquiátrico". Después vendrá el médico como figura direccional y complementaria para docilizar y marcar desde su saber el cuerpo del loco, y su propio cuerpo como una prolongación institucional disciplinaria. Estas marcas de saber lo autorizarán a constituir el asilo como una especie de cuerpo médico que cura a través de sus oídos, sus manos, sus palabras, sus gestos, sus prescripciones. Foucault nos dice que ese juego entre el cuerpo del loco y el cuerpo del psiquiatra que está por encima de él, que lo domina, lo sobrevuela, lo envuelve y al mismo tiempo lo absorbe. Eso, con todos sus efectos propios de un juego semejante, caracteriza la *"microfísica del poder psiquiátrico"*.

30. Prácticas que subjetivizan

Lo del trabajo en la casa, lo del hogar en el trabajo, ¿quién puede trazar una línea?

Prácticas que se replican mecánicamente y que se rutinizan de tal manera que es muy difícil erradicarlas, aún fuera de contexto.

Cuando el manicomio sigue en la casa, y ésta se transforma en el pabellón o los familiares se transforman en pacientes. Cuando la lógica manicomial no sólo impregna las subjetividades del loco, sino también las subjetividades de los custodios de la locura.

Luisa era enfermera y hace dos años que se jubiló. Su hija heredó su oficio: trabaja de enfermera en el asilo y dice:

—No sé como decirle a mi vieja que no baldee todos los días hasta las paredes. O cuando sirve la comida, y primero se agarra la parte mejor para ella y luego reparte entre el resto. No se puede sacar ese "vicio" del asilo.

Vicio. Según el diccionario es entre otras cosas: *"Defecto moral en las acciones. Hábito de obrar mal. Defecto o exceso que como propiedad o costumbre tienen algunas personas, o que es común a una colectividad"*.

Pensaba en "la colectividad manicomial" y sus vicios, sus costumbres, sus acciones, y la vigencia de las mismas. Sutiles, camufladas y encubiertas costumbres que establecen "los latidos" de la institución manicomial, que ordena como muchos "viciosos no clasificados" tienen a su cargo "viciosos clasificados", los cuales están sujetos cotidianamente al "hábito de obrar mal" de los primeros. Según Percia, Pichon Rivière menciona que en los psiquiátricos algunos trabajadores adquieren parecidos con los pacientes. Hay profesionales que se plantifican. Cumplen con su empleo sin hacer nada o hacen psiquiatría por delegación. Andan separados de los demás, aparte del resto, sueltos de todo. Invisibles, en una rutina que sólo se altera por la presencia de un visitador médico que trae de regalo un viaje al próximo congreso; o por el sindicalista que alista a un grupo para un viaje a la capital para una movilización.

31. Cuando el que cuida es el cuidado[9]

"En el transcurso de varias transmisiones radiales le pregunté a varios internos por qué preparaban fogatas fuera de los pabellones, o de la radio aunque hiciera frío, o calor; por qué fumaban y mateaban constantemente, por qué algunos se sentaban en el piso teniendo sillas, etc.

`Pipa´ respondió:
—El fuego me gusta, me calienta, porque yo siempre tengo frío.
Todos refirieron tranquilizarse fumando, en tanto Martín

---

[9] Marisa Flamini, residente de 4º año de la RISAM Oliva, pcia. de Córdoba. Junio de 2003.

alegaba que las villas (pabellones) siempre estaban más frías que afuera.

Según Alejandra, sentarse en el piso contra la pared resultaba cómodo para su espalda y la ayudaba a no acostumbrarse, para no extrañarlas cuando no tenía una.

Yo, sabiendo que el mate y el cigarrillo vehiculizan la interacción con otros, continuaba intrigada respecto al motivo de la cantidad desmedida de fumar y matear aún solitariamente...

Sigo con dudas, pero cuando me tocó convivir con la locura desde adentro (no todos estaban locos pero sí institucionalizados), experimenté la necesidad de hacer lo mismo, pues estando sola, me sentí acompañada; con otros, me supe capaz de ser más compañera que nunca y en estados de extrema desazón, Pucho y Mate fueron mi amparo supremo, pues me albergaron más que el techo y la cama brindados por la institución, que me quitó la libertad durante 16 días..."

32. Acrobacias institucionales sin protección

Taller de escritura y pintura de los jueves en el Hospital Emilio Vidal Abal de Oliva: experiencia que contiene a menos de diez personas internadas desde hace varias décadas. Espacio para el encuentro de expresiones rescatadas de la invisibilidad. Momento de recomposición subjetiva que hurga en historias desbastadas por una lógica que reprime el deseo. Escritos que denuncian controles estatales que atontan y atentan contra la humanidad de una persona detectada como anormal. Escritos que gritan una impotencia que todavía intenta revelarse. Palabras potentes que quiebran el silencio que pretende silenciarlas. Pinturas que registran la vida cotidiana de una institución total. Colores vivos que denotan la energía vital de una persona que se resiste a su diagnóstico. Pinceladas que recorren paredes del manicomio revelando la vigencia de sensibilidades, que quieren ser aplanadas por algún psicofármaco.

Taller de música de los miércoles: intención de una decena de personas que busca otras notas que no sean las de: levantate, acostate, tomá la medicación, andá a bañarte, salí de la oficina, no hay cigarrillos, etc. Voces calladas que encuentran sintonía en un escenario que las presenta y en un recinto que las escucha. Vocablos que se juntan para crear una canción inédita que los dignifique como mortales y que habla de lluvia, esperas, amores, llantos, perdón, manos, anhelos u otra vida. Voces que no hablan sistemáticamente de la historia de la enfermedad, sino de acontecimientos fundantes en la vida de esa persona. Testimonios que escapan a la entrevista del profesional e irrumpen en una atmósfera que los resguarda.

Taller de dulces: creación de los residentes de salud mental que se revela desde la ternura para quebrar la insoportable dinámica manicomial. Acontecimiento, sistemáticamente boicoteado desde enfermería, que busca sostenerse en la rigidez de la cotidianidad asilar. Momento fugaz, pero significativo por el reconocimiento de la sensibilidad, que marca un territorio de delicias. Paraje que sostiene momentos cotidianos decapitados por una lógica que "endereza" la vida.

¿Cómo hacer para sostenerse en el aire?

Maud Mannoni nos dice que *"todo cambio supondrá perturbar gravemente las estructuras tradicionales de los hospitales psiquiátricos. Esta perturbación de las estructuras del asilo exigiría cuestionar principios que se hallan sólidamente arraigados.*

¿Por qué el asilo?, es la pregunta que uno se sentiría tentado a formular.

¿Y por qué los que curan favorecen su mantenimiento?"

33. Cuando el manicomio quedaba suspendido

Pichón Rivière le responde a Zito Lema[10]:

"–¿Hablaría de una poética en el fútbol?
–Porqué no. Animémonos a ello... Allí está la cancha, un verdadero escenario, donde se desempeña con total fantasía el equipo que sentimos propio, y también el contrario. Allí está la pelota, que nos fascina; su forma esférica la vincula con uno de los más antiguos símbolos que maneja la humanidad. Es una forma perfecta, la coincidencia del uno y del todo, es la imagen del infinito. Y allí también está el jugador, el mago. El verdadero actor, el centro de la

---

[10] ZITO LEMA, V., "Conversaciones con Enrique Pichón Rivière sobre el arte y la locura". Ediciones Cinco.

personalidad que en interacción con los otros personajes configura los pasos de una representación que se parece a la tragedia griega.
  –¿Una tragedia capaz de despertarnos el sentimiento estético? ¿La vivencia de lo maravilloso y lo bello?
  –Ello es así, aunque más no sea en forma fugaz, a través de un sentimiento de armonía y precisión del juego que aparece siempre después del momento de desorganización y ruptura. Entonces el fútbol se convierte en ballet..."

Cuando el instructor de psicología fijó el horario de los miércoles a las quince horas, todos los residentes varones y futboleros nos miramos como diciendo ¡No puede ser! De todos modos nadie dijo nada. Hacía cuatro miércoles que los que nos quedábamos en la casa de residentes habíamos empezado a juntarnos en la cancha grande que queda al frente de la casa del director, casi a la entrada de la "zona urbana" del loquero. Lo que empezamos unos pocos, como algo para despuntar el vicio del fobal y correr un rato, con el transitar de los miércoles se fue transformando en un espacio masivo. Solo la presencia de la pelota empezó a atraer personas que como zombis aparecían desde los cuatro costados de la cancha en busca de participación. Los grupos en el loquero no son frecuentes, y mucho menos frecuentes son las actividades al aire libre. Por lo general el pabellón es el lugar elegido para cualquier actividad. Es poco usual ver muchas personas compartiendo un momento de encuentro. El manicomio tiene esas cosas que hacen que uno termine siempre en un movimiento centrípeto. Los locos no se deben juntar, y menos para disfrutar, para hacer algo más allá de compartir diagnósticos, psicofármacos, psiquiatras, enfermeros, órdenes, límites.

Con el correr de los miércoles se fueron armaron dos equipos fijos de siete, lo cual hizo que cada bando empezara a tener pertenencia de grupo. Nos conocíamos los nombres o los apodos. Había un igual que nos miraba y era mirado.

En uno de los arcos atajaba Toyota, un flaco escuálido y desgarbado de cara larga como de historieta, que siempre aparecía vestido impecablemente con el buzo, los guantes y las rodilleras, nunca supimos de donde sacaba ese vestuario que cambiaba frecuentemente. La defensa no era muy alta, a la derecha estaba Juan, un enfermero residente corredor y brusco, pero digno y solidario en la entrega. El Petiso Martínez jugaba de central, un ingeniero agrónomo que había llegado al loquero a crear una panadería con los pacientes que padecían alguna adicción. El loquero tiene esas cosas, aparece gente que llega de la ciudad para hacer algo transformador y momentáneo. Son como momentos de respiro que permite por un tiempo, luego vuelve a arremeter con toda su parafernalia corruptiva, cruel, discriminatoria transformando a esos lugares en guetos cerrados y para muy pocos. Al Petiso le encantaba el fútbol, áspero y mal intencionado en la persecución y un perro de presa en la marca, jugaba con unas flechas azules y unas medias de nylon oscuras que afinaban aún más sus escuálidas y cortas piernas, como todo petiso se había enamorado de una psicóloga que lo doblegaba en altura. Y a la izquierda estaba Luna, que venía del pabellón de crisis, habilidoso como todo zurdo, morrudo y fuerte, pateaba como una mula. Una vez, en el fragor de la contienda cobró una falta inexiste, que él mismo decidió patear, uno de los residentes quiso contradecirlo, ya que le parecía que había exagerado. Los tuvieron que separar. La cosa era en serio, se jugaba, pero también se quería ganar. En el medio Racca, un habilidoso que cuando no estaba bajo los efectos de la medicación era imparable. Inventaba las gambetas más inverosímiles que a cualquiera se le pudieran ocurrir. Pero tenía el defecto de que era un morfón, mareaba y mareaba hasta que se cansaba y se la terminaban quitando. A su lado, jugaba Walterio, un cinco fino que sabía con la pelota y ordenaba un poco el desorden que provocaba Racca. Y arriba, a la derecha estaba Marcelo, que aunque tenía sus rodillas casi pegadas lo cual le producía algún problema en la marcha, cuando tenía la pelota en los pies era impredecible su desenlace. Y junto a él Luque, un flaco con un pique impresionante y una gambeta endiablada, el único problema que tenía en la práctica del fútbol era que siempre estaba buscando gramillitas para llevarse a la boca y varias veces en su endemoniada carrera hacia el gol se detuvo casi como petrificado agachándose porque había encontrado un palito que anduvo buscando toda la tarde, ante las puteadas del Petiso Martínez que no quería perder.

    En el otro equipo el arquero era un gordo, Gómez me parece que se llamaba, nunca le gustó el arco pero tampoco le gustaba el roce, siempre agarrado a uno de los palos del arco solo compartía el encuentro grupal. Atrás y armando toda la defensa, Rendil, un petiso medio pelado, fibroso y retacón, que trabajaba de enfermero en uno de los pabellones y había encontrado en este acontecimiento un momento diferente para mirar y compartir las locuras. Competitivo al máximo, siempre quería ganar y arengaba al resto a seguir ante una jugada mal terminada. Junto a él, Titolo, un personaje entrañable que se enganchó al grupo y facilitó la llegada de muchos de los que llegaban de los pabellones. No se movía mucho, la capacidad de relevo de Rendil tampoco se lo permitía. Y la izquierda siempre estaba rellenada por uno distinto cada miércoles. En el medio jugaba Fernando, que venía de una lesión de ligamentos en la rodilla y empezaba a moverse. Junto a él estaba José Luis, que en realidad le gustaba más relatar los partidos que jugarlos y al estilo Víctor Hugo seguía las jugadas que le pasaban a su lado acelerando el relato a medida que se acercaban a los arcos. Y arriba el Chelo, que siempre le gustó el arco pero aquella primera tarde faltaba un delantero y ahí quedó nomás. Pasional y aguerrido, se las rebuscaba de alguna manera con los defensores rivales. Habían fundado un duelo con el Petiso Martínez que siempre terminaba talándole las canillas. Haciéndole compañía por la derecha, un tipo tranquilo y apaciguado en el paso. Una vez supo decir que era su primera vez en el fobal. Eso lo notamos enseguida, Hermosa se llamaba. La verdad un apellido poco afín con la práctica de la redonda.

Así armados los dos equipos empezamos a realizar verdaderos clásicos los miércoles de ese invierno que se apersonaba en ese lugar del mundo soleado y muy frío.

Nunca pensamos que ese quiebre en la cotidianidad del manicomio podía significar para esas personas que lo compartíamos instantes subjetivantes en donde la locura se instalaba por fuera de la línea de cal. No había diagnósticos. Tampoco reverencias a los médicos. No se si era un ballet. Sólo jugábamos y compartíamos un tiempo que miércoles a miércoles empezó a ser necesario en la vida de todos esos mortales que habitaban el manicomio en sus distintas facetas. Como si ahí mismo el universo todo, se hubiese puesto de acuerdo para no dominar al semejante, como esos boxeadores viejos que tienen el oficio de quebrar la cintura ante los golpes del olvido, del paso del tiempo y de las acechanzas de los mandatos sociales del capitalismo. Estábamos ahí jugueteando con el gato, que siempre espiaba expectante nuestras debilidades. Tal magnitud empezó a tener este encuentro, que empezamos a boicotear las clases del instructor de psicología, que no le quedó otra que sumarse al grupo. Los lunes a la tarde se lo sabía ver al Petiso Martínez corriendo por el loquero con las mismas medias del miércoles anterior. Algunas veces hasta teníamos público al costado de la cancha arengando por alguno de los jugadores. Pichi, que hacía las veces de técnico, ante la rotunda notoriedad que había tomado el espectáculo, rompiendo la rutina manicomial, organizó con un colegio secundario del pueblo un partido en la cancha de Vélez con tribuna y con hinchada. Esa tarde, por primera vez desde que le habíamos ganado espacios al manicomio, Toyota tuvo que ir al banco con su mejor buzo, hecho que nunca le perdonó al Pichi. Un colectivo tuneado tipo bolita, llevó a todo el equipo y la hinchada hasta el pueblo.

No importaba el resultado, en realidad el resultado ya estaba puesto para todos los que por un instante soñamos, lloramos, nos alegramos, nos abrazamos, nos agrupamos y gritamos como hacía mucho tiempo no lo hacíamos. Y en esos actos con otros iguales, donde el manicomio quedaba suspendido y solo éramos diez o a veces quince voluntades seducidas por el encuentro, recibimos el aprendizaje de que la locura en sus formas aparentemente irreversibles, puede ser acompañada o al menos reparada, no desde el discurso iluminista y científico de la psiquiatría sino por la riqueza creativa de lo grupal.

El recuerdo viene transparente, necesario, como una marca temporal que atenúa la angustia. No se cuando fue el último partido. El manicomio tiene esa paciencia infinita para desbaratar momentos humanos en el instante menos esperado.

34. Fueguitos

Lloviznaba tenuemente esa mañana de julio de 1989, hacía un mes que el loquero, que queda al margen de la ruta 9 en la provincia de Córdoba, nos alojaba como residentes de salud mental. Los tres salimos de la casa rumbo a lo desconocido, caminamos por los caminos "oficiales" pavimentados, pero al poco rato decidimos andar por esos caminitos o senderos que te llevaban a lugares escondidos. Caminos angostos, que delataban una huella encontrada. Nos adentramos en uno y anduvimos un tiempo hasta que nos sorprendió, al final de un cañaveral, un encuentro de iguales. Alrededor de un fueguito cuatro personas se compartían. El fueguito calentaba una pava ennegrecida de hollín, sin tapa y con una manija de alambre. Un grupo. En el loquero es muy difícil encontrar grupos que se formen sin el consentimiento y la coordinación de algún profesional. Ellos alimentaban la pequeña hoguera con ramas secas que le habían escapado a la llovizna debajo de un añejo pino. Allí se pasaban el improvisado mate que contenía una yerba interminable, que se podía divisar al fondo del mismo. Harapientos, algo mojados, se calentaban entre ellos. Uno tenia tabaco y era el encargado de repartirlo al resto. Otros dos tirados en el suelo bajo el gran paraguas de pino. Uno dibujaba en la tierra rayas o la escarbaba; el otro acariciaba un perro amigo que se estiraba al son de los mimos. El que cebaba el mate estaba parado y se encargaba de seguir la ronda pacientemente. Uno podía pensar ¿por qué no se iban? ¿Por qué no se fugaban? Estaban tan cerca del campo y tan lejos del pabellón, pero no. Estaban allí como escapando de la rutina manicomial, pero a su vez atados a ella.

Marcos, el más grandote planificaba una vida afuera. Hablaba de amigos y de encuentros en la esquina a degustar una cerveza después de un picado.

Federico, el amigo del perro, contaba como los falangistas se conformaron en España como movimiento político.

Omar, con las manos negras del hollín de la pava, solo escuchaba y apenas balbuceaba alguna palabra casi inaudible y se reía cuando nos miraba.

Martín, el más joven de todos, tenía una camiseta de boca con el diez en la espalda. Relataba partidos que había escuchado o que se inventaba a lo Víctor Hugo.

Nunca supimos como se encontraron entre ellos, tampoco se lo preguntamos. A nosotros nos gustaba pensar que ese día en que los conocimos tal vez era el momento fundacional del grupo.

Con el tiempo nos seguimos juntando bajo ese pino que nos seguía protegiendo de la lluvia o del sol y, seguíamos haciendo el fueguito como un ritual ancestral de encuentro.

Nunca conocimos sus historias clínicas, nunca conocimos sus diagnósticos, tampoco su medicación. Sólo conocíamos sus ilusiones, sus deseos, sus anhelos, sus vivencias.

Marcos murió atrás de la casa de residentes atragantado con un pedazo de asado.

De Federico hace mucho que no sé nada, tal vez el manicomio se lo tragó.

A Martín y Omar, más canosos, siempre los veo haciendo mandados o llevando el report al departamento de enfermería.

Nosotros hace bastante tiempo que no nos vemos.

35. *De perros, silencios oscuros y una lucecita*

El reloj solitario de una pared anémica de cuadros y adornos de la cocina dice que han pasado diez minutos de las diez de la noche en el hospital psiquiátrico de Oliva y mi relevo no ha llegado todavía. Y pensar que cuando estudiábamos enfermería nos decían que debíamos estar quince minutos antes para tomar el turno. A las once pasa el último colectivo por la ruta. El turno de la tarde suele ser el más odiado por nosotros los enfermeros porque se hace eterno, de todos modos hoy la pasamos lindo. Con Daniel, Martín, Plaza y Roberto tuvimos arreglando un poco el frente del pabellón que estaba lleno de yuyos y muy sucio. Plaza y Daniel me prometieron que si les traía pintura ellos iban a pintarlo un poco.

Plaza ya me hizo señas que había empezado el mate y que si quería jugábamos una manito al chinchón. Algunos miran tele en el comedor y el resto duerme gracias a un sueño fabricado por la química de la redonda que se tomaron. Justo cuando le iba a decir a Plaza que empezáramos a jugar a las cartas, aparece mi compañero del turno noche. ¡Por fin! Diez y media, ya me había dado por vencido y me estaba preparando para pasar la noche.

–Venía en bicicleta y me caí. Mirá como me pelé todo el codo y la rodilla. ¡Esos perros de mierda! ¡Los mataría a todos!

En el loquero siempre hay muchos perros callejeros, abandonados, tirados en la ruta. Éste también es un manicomio de perros. Acá siempre vienen a tirar algo. Preparo todas mis cosas rápido. El equipo de mate, los libros, a la campera la meto en la mochila. Entrego la guardia y me meto en la enormidad del hospicio y de una noche negra que no deja ver ni mis pasos.

El silencio es semejante al de una escena petrificada. Sólo se escuchan mis pasos y mi respiración. Camino y camino en busca del otro reloj que me controla si estoy o no presente en la institución. Lo único que encuentro en mi trayecto son perros que me ladran cuidando sus territorios. Tenía razón mi compañero, hay muchos perros.

Me tropiezo con un palo, trastabillo y lo agarro por las dudas alguno de todos estos canes se haga el malo.

Paso por el hogar donde vive Carlitos. Todos duermen el mismo sueño inducido, sólo Carlitos ha quedado inmóvil frente al televisor.

Paso cerca de la guardia y justo sale el médico de guardia para alguna urgencia. Me saluda. Sube al jeep destarladado y desaparece en la oscuridad.

Llego al reloj. Marco mi tarjeta en la ranura de la salida. La telefonista no está, eso significa que no puedo pedir un taxi. Tengo que caminar dos km hasta la portada. Ya ni puteo. Me resigno a esta suerte de viernes por la noche que me tocó. Tal vez un poco relajado porque sé que este fin de semana tengo franco.

Agarro la avenida principal del loquero, y camino hacia la salida. No quiero mirar para atrás. Como el tipo de *"Expreso de medianoche"*, cuando acaba de matar al guardia gordo y sale de la cárcel turca, enderezo mi postura y le meto para adelante. Pensé que esa sensación debía sentir una persona internada cuando se va de alta o de permiso.

¡Qué difícil es salir de este lugar! ¿Me estaré cronificando?

Silbo despacito para entretenerme. Hablo sólo. Como tantos acá adentro. Menos mal que no me escucha algún profesional sino ya estaría medicado. Camino con paso cansino. ¿Cómo será mi trabajo de acá a veinte años? Paso frente al departamento de enfermería. No hay nadie. Tal vez estén en algún pabellón junto con el médico de guardia con alguna urgencia o un ingreso.

La fría noche de agosto me hace detenerme y sacar la campera de la mochila para abrigarme.

Llego al policlínico. Todo en silencio sepulcral. Como un gran cementerio.

El manicomio | 103

Paso por las canchas de futbol, escenario de tantas emociones colectivas y sólo hay un perro a punto de entrar al área grande.

A esta hora creo que el colectivo ya hace rato que pasó. No me importa. Ya estoy saliendo. No miro para atrás.

Al final de la cancha se me acerca el perro, flaco y mugriento. Le hago unos mimos, y me sigue. No lo corro, me hace compañía. Le pregunto si hace mucho que está en este lugar. Me parece que me dijo: *guau*. Miro para ambos lados para ver si alguien me escuchó pero tengo suerte, sólo el perro es mi compañía. Caminamos juntos, doblamos la última curva, que nos mete de lleno en la recta final que nos conduce a la portada. Faltarán unos 800 metros. Después de la curva, los añejos eucaliptus se juntan arriba como abrazándose, y forman un túnel casi perfecto hasta la salida. Al final se ve una lucecita. Un túnel que tiene una luz al final... cuando uno entra al loquero no ve esa luz al final. Sólo se puede ver cuando uno está saliendo.

Camino sólo, porque el perro ya me abandonó apenas doblamos en la curva. Me parece que miró para atrás varias veces. Yo todavía me mantengo firme en mi postura, y no giré la cabeza para atrás.

Sólo me faltan 50 metros para la portada, un perro enano sale a darme la bienvenida. Me ladra pero enseguida comienza a mover la cola. Al ratito el guardia de la portada irrumpe en el frío de la noche como para despejarse un poco.

–Qué guardián este petiso –le digo.

–Chiquito pero cumplidor –contesta.

–¿Ya pasó el colectivo?

–No, viene atrasado.

Miro para atrás, y una oscuridad gigantesca hace desaparecer el hospicio.

36. *Recursos*

Carlos hace veinte años que empezó su derrotero por los loqueros. Primero fue el Neuropsiquiátrico de Córdoba, pero ante las sucesivas internaciones los profesionales de esta institución lo calificaron como incurable. Así fue como conoció Oliva. Su etiqueta de crónico le "sirvió" como aval para el ingreso en el loquero más grande de la provincia.

Me comenta que hace unos años estaba loco de remate, y dice:
—En realidad no me podía controlar. Salía del Neuro y a los pocos días estaba de nuevo adentro. Hubo un tiempo en que anduve bien... habrán sido dos o tres años. Pero caí de nuevo.

Carlos tuvo que dejar en el tercer año de periodismo por sus repetidas crisis, de todos modos no ha perdido las ganas de preguntar y de escribir. En la actualidad ha emprendido un proyecto de escritura sobre psicología religiosa, del cual está muy orgulloso.

Hace varios años que no tiene aquellas crisis que lo marginaban de su familia, sus amigos y su querido barrio Alta Córdoba. Pero también hace un tiempo largo que no los ve. Su vida en el loquero es monótona pero él se las ingenia para romper con la rutina. Vive en un hogar, tipo casa medio camino, con otros compañeros en donde ellos mismos se cuidan. Las casas medio camino en el manicomio nunca pudieron hacer un camino entero, siempre se quedaron a mitad de camino y adentro del hospicio.

Carlos asiste regularmente a diferentes talleres que ha descubierto gracias a sus recursos que resisten el disciplinamiento para no dejarse aplanar por la institución, así lo podemos ver en el taller de música los miércoles o en el de pintura y escritura los jueves. También es un referente para los profesionales a la hora de hacer algún "acompañamiento terapéutico" a algún paciente para visitar el pueblo, comprar cosas o sacar pasajes para los permisos.

Camino al caleidoscopio lo encuentro en la puerta de "su casa" tomando unos mates y contemplando una hermosa mañana "peronista". Algo desganado y lleno de impotencia, me comenta:
—Vos podés creer, me cambiaron la psicóloga. Ella me permitía salir y hacer varias cosas. Ahora me pusieron una psiquiatra y lo primero que me dijo fue que como no me conocía no me podía dejar salir de la institución, sólo lo puedo hacer si voy acompañado de un enfermero. Te imaginás! yo llegando al pueblo acompañado de un enfermero. Aparte no hay enfermeros, o sea que nunca voy a poder salir. También me cambió la medicación, pero a eso no le doy bola. Además me dijo que tenía que contactarme con mi hermana, para ver si podía irme a vivir con ella. Yo con mi hermana nunca me llevé bien, ni ahora ni nunca. ¡Mirá si ahora, a esta altura del partido, le voy a pedir que me lleve a vivir con ella! Yo con la pensión que tengo

y algunas changuitas que me haga me las rebusco bien. Podría vivir afuera sin ningún problema. Estoy bien físicamente. Pero me parece que si esto sigue así, de acá no salgo nunca más.

Para el hospicio la locura es un puro negativo, que debe ser encausado en la implementación de costumbres moralistas que atrapan al sujeto y le vacían su discurso, sus costumbres y su subjetividad. El pantano moral del deber ser aprisiona lo humano, lo acogota y no lo deja hablar-hacer-ser.

Carlos, que ha hecho un culto de la pregunta, es negado en su palabra y se queda doliendo su sufrimiento en la intemperie del asilo. Pero tantos años de machaque y atontamiento todavía no son bastantes para que se entregue. Inventa otras palabras y las escribe. Delira, alucina un momento en donde puede estar mejor, un mundo en donde puede hacer cosas sin que esté presente un guardapolvo blanco, se anteponga un diagnóstico psiquiátrico o un medicamento le arrebate sus arrebatos.

Imagina un país en donde debe haber cinco millones de personas, y sostiene que ese mundo sería más justo. No habría hambre, ni marginados, ni pobres. Sostiene que Dios muchas veces lo abandonó, pero también muchas veces lo acompañó. Sin él no sería nada -sin Carlos por supuesto-.

–A la tarde me junto a matear con unos compañeros a hablar de la vida. No de esta, sino de la que perdimos y la que todavía ansiamos recuperar.

Recursos subjetivos que son deshilachados durante años y, que se obstinan en aparecer humanamente.

37. *¿Qué es tenerle miedo a la locura?*

¿Es ocultarla?¿Es negarla? ¿Es atraparla? ¿Es hacer oídos sordos y la vista gorda? ¿Es denigrarla? ¿Es clonarla en subjetividades idénticas?

Se puede hacer todo esto y la locura va a seguir existiendo. Porque el objeto "locura" siempre ha respondido a un régimen de aparición y construcción, en base a los discursos que la hacen posible. Allí aparece y son ellos los que la juzgan. Históricamente nunca se le preguntó a la locura que era la locura. La conceptualización de la locura siempre estuvo a cargo de la cordura. La razón creó a la sin-razón, y así la peligrosidad fue clasificada por la dupla médico-judicial para el gran encierro. José Pablo Feinmann sostiene que *"la demencia acecha y cuestiona sin cesar a la razón. La razón es un ente acechado por la locura, cuestionado por la locura, incluso burlado y hasta desdeñado por la locura. La locura se ríe de la razón. Pues la razón, al temerle extremadamente, vive ignorándola. Y, a causa de su soberbia, debe negarla. Así las cosas, la razón crea el espacio donde confinará a la locura: el manicomio"*.

¿A qué se le tiene miedo de la locura? ¿A su cordura? ¿A su discurso real? ¿A su realidad que discurre?

Para Galende *"...no existe una representación de la enfermedad mental, tanto en quien la padece como en quien construye saberes y prácticas sobre ella, que no esté sustentada en un orden de lenguaje y significación"*.

La locura quiebra la trama con el pensamiento lógico y formal, y nos deja perdidos en la intemperie de su palabra, haciendo errar toda certeza. El filósofo argentino Enrique Dussel afirma que *"...cuando alguien se revela, manifiesta una verdad que está más allá de las posibilidades de la razón, lo que no significa que esa verdad sea irracional, sino que es supremamente racional porque indica el origen al cual la propia razón no podrá llegar. La razón llega hasta el fundamento, pero jamás puede llegar hasta donde el Otro se revela; hasta su libertad"*.

38. Verdades

Verdades que se develan ante ojos que observan y no vigilan. Verdades configuradas por prácticas enquistadas en mentes que actúan sin reflexionar.

Verdades. El que dice tener la verdad no escucha otras verdades. Sólo esa verdad es oída, para todo lo demás la verdad es ciega, sorda y muda. "Mentiras" verdaderas que abren los límites de la verdad "verdadera". Silencios que piden a gritos ser escuchados. Con respecto a la verdad Foucault sostiene que *"...no se está en la verdad más que obedeciendo a las reglas de una policía discursiva que se debe reactivar en cada uno de sus discursos"*. A su vez Percia dice que León Rozitner sostiene que *"en las palabras que más creemos propias, somos portadores, mensajeros, changarines, de discursos morales que se instituyen en nosotros como verdades de las que somos esclavos".*

Caminando por el parque del manicomio me encuentro con Diego. Diego fue rotulado desde su ingreso como peligroso, "diagnóstico" que era refrendado por él cada vez que entraba en crisis. En el asilo a estas personas se los tilda de "pacientes problemas".

–¡Hola Diego! ¿Como andás?

–¡Mirame! Estoy cansado de decirle a la psiquiatra que no me ponga tanto halopidol. ¡Mirá como tengo las piernas! (hace un ademán como queriendo arrodillarse). ¡Estoy quebrado! Salgo a caminar para ver si se me pasa el efecto, un compañero me decía que caminando el efecto de la medicación se pasaba más rápido.

Balint nos dice *"el médico al recetar se receta él mismo"*. A través de sus textos Percia nos comenta que Mannoni manifiesta que *"David Cooper no rechaza los medicamentos. Los utiliza, como excepción, en dosis muy bajas. Explica a sus pacientes refiriéndose a la píldora: Le doy esto para que podamos hablar de las cosas que importan. No dice: Tómese esta pastilla que lo va a curar! Cooper cree que para remediar la locura se necesita impugnar el poder que ejercen los psiquiatras* (extendido por los enfermeros) *sobre los enfermos: Invertir el lugar de saber. Imagina una pastilla institucional para que los médicos dejen hablar a los pacientes. Para que puedan aprender lo que no entienden".*

La verdad de Diego no es escuchada, es impotencia que por ahora no se ha hecho reacción, ya que la adaptación asilar o el miedo a la represión están haciendo mella en su subjetividad. Su historia en la institución le ha hecho ver que la reacción no es buena. También le ha hecho ver que el decir lo que le pasa no siempre es lo que le pasa. Lo que realmente le pasa debe pasar por Otro que autorice esa conducta de Diego a ser "verdadera". La vigilancia sólo superficializa lo humano, no lo atraviesa. Y por lo tanto no lo descifra, no lo interroga, no lo escucha, no lo mira, no lo integra a su estrategia terapéutica. Sólo lo clasifica, lo silencia, lo ignora, lo admira. Normalizar al anormal a través de toda una serie de prácticas sistemáticas de control y sometimiento, ese es su cometido.

El hospital psiquiátrico no excluye a los individuos solamente, los vincula a un aparato de corrección y normalización. Y lo mismo ocurre con el reformatorio o la cárcel. Si bien los efectos de estas instituciones son la marginación del diferente, su finalidad primera es fijarlo a un aparato de normalización de los hombres.

"La dinámica de sometimiento es enfermante. Los individuos entran en relación al líder en una interdependencia patógena y las actividades grupales que los facilitadores proponen generan y refuerzan una multiplicidad de interdependencias patógenas, disminuyendo las posibilidades de que se estructuren interdependencias creativas, fortalecedoras del yo y del ejercicio del amor y la libertad", nos dice Stola, y así intenta desenmascarar un dispositivo alienante que lejos de avizorar una cura como se plantea el saber médico, lo que establece es un círculo vicioso, una telaraña de la cual es muy complicado zafarse y termina desembocando en la cronicidad. Ésta a su vez está justificada por un aparato de beneficencia y asilo.

Percia nos adentra en el pensamiento de Winnicott el cual *"lamenta carecer de espacios en donde, adolescentes con estados psicóticos, puedan delirar en momentos de crisis. Lugares en donde los acepten sin pretender enderezarlos o rescatarlos. Sitios en donde no se los medique, apresuradamente, para tranquilizar a familiares, amigos, enfermeras, terapeutas. Le pregunta a Mannoni (1988): ¿Por qué me habla usted de curar, si de lo que se trata es de saber acompañar a un ser en su desamparo?".*

39. El bien y el mal

"Las `personas´ de bien han forjado el mito del mal".
Sartre, J. P.

El bien y el mal dentro del asilo están "bien" claros, esta dicotomía existe desde el exterior; los que están "adentro" son juzgados por los "buenos" que están "afuera" como "malos" para la sociedad y, por lo tanto deben pagar por ello con su encierro. En esta divisoria de aguas -entre lo bueno y lo malo, lo pobre vergonzante del virtuosismo, la inocencia de la culpabilidad, la locura de la cordura, la delincuencia del buen ciudadano, lo normal de lo patológico- el encierro capta los polos "negativos" de estas clasificaciones y comienza a desarticular cualquier conflicto constitutivo de lo social, en un intento de pretender eliminar la misma contradicción. A partir de aquí comienza el derrotero del "loco" o del "distinto" por instituciones que enloquecen y hacen la diferencia con el diferente.

Nietzsche se pregunta: *"¿En qué condiciones inventó el hombre esos juicios de valor que se expresan en las palabras bueno y maligno?... Se tomaba el valor de esos valores como algo ya dado, real y positivo, libre de toda objeción y situado más allá de cualquier duda... Se considera que el hombre bueno supera en valor al maligno... ¿Qué ocurriría si la verdad fuera precisamente al revés? ¿Qué ocurriría si el hombre bueno estuviera afectado también por un síntoma de retroceso, y asimismo un peligro, una seducción, un veneno, una especie de narcótico...? ¿Y si acaso la moral fuera la culpable de no haber alcanzado jamás una potencialidad y una excelencia superiores, por lo demás posibles en sí, para el hombre?"*.

¿Qué pasa cuando el bien de unos es el mal de otros?

–La licenciada está mal. Cómo le va a permitir al paciente que haga lo que quiera en el consultorio! Mirá como se lo "ensució" con esos papeles de mierda! –Comenta un enfermero enojado, del Hospital Emilio V. Abal de Oliva, porque una psicóloga le dejó a un paciente paranoico encontrar un lugar seguro, un lugar en donde él pudiera sentirse protegido, contenido.

Eran las diez de la noche en la inmensidad del loquero y la licenciada tenía una cola de cuatro personas esperando por ella. El más "viejo" tiene diecinueve años.

–Es la única que nos escucha, los otros nos sacuden con inyecciones o sala de contención. Ella nos contiene, por eso estamos esperando a que nos atienda. ¡Ojalá que no esté cansada! –Dice Javier de sólo diecisiete años, pero con una historia que parece la de un abuelo.

Los otros profesionales -los buenos- que tienen su consultorio "ordenadito" y "limpito", hace rato que están descansando en la guardia. Ellos no escuchan, se escuchan y sólo tienen como respuesta una "pastillita milagrosa" de más para ese que viene en busca de ayuda.

En la lógica manicomial el que escucha y permite la posibilidad terapéutica, está mal. El que hace oídos sordos y sólo medica, ése está bien.

El que puede decir que la actitud de la licenciada es mala, ese está bien. Mientras que aquel que puede hablar desde la propia experiencia terapéutica, no es apto para la palabra, su palabra no es válida. Es un insano. Aquel que bastardea una actitud terapéutica, ese sí tiene lenguaje verdadero. Sí tiene "juicio" de valor, y sí tiene valor su juicio.

La lógica manicomial actúa no sólo discriminando al paciente, sino a todo aquel que atente contra el orden establecido. Discrimina al que desestabiliza, al que propone el cambio, al que permite alternativas abiertas. La incertidumbre, para el aparato asilar, nunca debe estar del lado "del mal", eso puede ser muy peligroso.

40. Amaro[11]

¡Viva Juan Domingo Angeloz!

41. Bienvenidos a las resistencias al cambio

Las más inverosímiles respuestas para no hacer, *"mientras se hace como que se hace"*.

Inmutables; miran sin mirar; escuchan solo cuando hablan y hacen oídos sordos ante "otras palabras"; ridiculizan una propuesta de cambio; "cuchichean" en medio de una reunión; se silencian en espacios "formales" de escucha y gritan rumores "pasilleros" que boicotean estrategias innovadoras; se niegan ante todo: si el sí es inmediato indefectiblemente desemboca en un no; se colocan límites disciplinarios infranqueables e innegociables como si en salud mental se pudiera hablar de delimitaciones disciplinarias a

---

[11] Amaro es una postal del manicomio. Es el que te recibe y hasta puede ser un guía perfecto para llegar a los lugares más recónditos del loquero. Se apersona todas las mañanas al frente de la dirección y de allí empieza su incansable tarea de seducir al forastero que llega. Casi siempre lo consigue. Esta frase fue dicha al mismísimo Angeloz, gobernador radical de la provincia de Córdoba, en una oportunidad en que había ido al loquero a inaugurar un geriátrico.

El manicomio | 111

la hora de contener o promover; reniegan permanentemente ante cualquier esbozo de pensamiento crítico; evocan un tiempo pasado superlativo que dicen imposible de revivir; piden permanentemente, son eternos "mangueadores" (igual que los pacientes en ellos también hace estragos la rutina manicomial): "Quiero capacitarme" para seguir manteniendo la estructura, "Quiero más personal" para seguir haciendo más de lo mismo, "Quiero menos pacientes" para dependizarlos mejor, "Quiero más medicación" para estar más tranquilo. No existe un pedido como una propuesta clínica y política, existe una oferta desde los huecos de la estructura y de allí nos prendemos para pedir. Pero sólo eso hacemos, un pedido. ¡NO SE LO QUE QUIERO PERO LO QUIERO YA!. Y mientras tanto, adentro, el manicomio sigue aconteciendo, sigue desbastando creatividades y construyendo subjetividades idénticas, sigue su paso arrollador de impedimentos. Y afuera persiste y se re-funda en lo social a partir de las interpelaciones que le hace la misma modernidad. O dicho en términos más precisos, la organización social y política no puede prescindir del encierro como modalidades de intervención sobre lo social, redefiniendo así algunos de sus significados y formas organizativas y perpetuando otras.

42. *La naturalidad de la obscenidad manicomial*

¿Qué hacer ante tanta demanda de auxilio solapada en conductas estereotipadas? ¿Qué hacer ante este hacer? ¿Qué hacer ante este trabajo sin placer, mecánico, que no representa la autorrealización personal? ¿Cómo se hace para que esa práctica sea criticada y transformada en una herramienta política, y no caer en no reclamar por mejores condiciones de trabajo y a la vez bastardear a la relación terapeuta/paciente y mal-utilizarla como un reclamo?

Quince minutos de las catorce horas de un martes del mes de marzo, Hospital Mira y López de Santa Fe, hace quince minutos que el turno de tarde de enfermería se ha "hecho cargo" del servicio. Se han apoltronado en la oficina de enfermería, el mate ha empezado a girar por la rueda. Dos enfermeras y una mucama, al rato llega la supervisora. Al ingreso del servicio hay una joven atada a una silla, y ésta a su vez atada a una columna. La joven-niña (diagnosticada como débil mental) yace tirada en el piso, dormida y una babaza amarillenta le sale de su boca. El sol ha llegado hasta esa parte del pabellón y le "pega" de lleno en toda la cara. No sabemos cuanto tiempo hace que está en esas condiciones. Todos pasan a su lado y nadie siquiera mira esa imagen. *La naturalidad de la obscenidad manicomial está en ese recorte de realidad.* Son las 15:45 horas, una hora y media ha pasado y la joven-niña sigue en la misma posición sin que nadie haya intentado siquiera hablar de ella, aunque sea para decir: "¡Ya está de nuevo esa loca de mierda tirada en el piso!". Nada, no hay nada. Sólo hay nada. Y en la nada los que siempre pierden son los nadies. *"La dinámica institucional se juega entre las violentaciones que los individuos ejercen sobre la institución y la que ésta vuelve legítima sobre los individuos",* nos dice un "baqueano" de lo institucional como Fernando Ulloa.

43. Maneras de cuidar-se

Comienza la "actividad" para enfermería: preparación de medicación, levantar a las pacientes, organizar la merienda y baños para los más sucios. ¿Y el contacto con el paciente? ¿Esos son todos los cuidados? ¿Dónde está esa "vocación de servicio"? ¿Qué es ayudar? ¿Cómo se ayuda en este sistema? ¿Qué es "hacerme cargo" del paciente? ¿Hacer una guardia, es hacer guardia o estar en guardia? El endiosamiento de la técnica nunca integra la dimensión subjetiva en el cuidado, es así como tampoco se dimensiona lo que puede producir esta negación: iatrogenia, dolor, sufrimiento, enfermedad o hasta la muerte.

El poder disciplinario se caracteriza ante todo, según Foucault, *"en una captura exhaustiva del cuerpo, los gestos, el tiempo, el comportamiento del individuo".*

Hace cuatro días que José está en la sala de contención de uno de los pabellones del Hospital Emilio V. Abal de Oliva, el mismo tiempo que hace que no ve a la psiquiatra que ordenó esa "prescripción física" porque agredía a otros. Esa mañana le había pegado a un enfermero. La "prescripción física" fue acompañada por una "prescripción química" contundente. José lleva años de ambas y su cuerpo cada vez las resiste más. A esta altura ya aprendió la lección, y pide por favor que lo saquen de allí. Algunos enfermeros dicen que no hace falta que esté en la sala de contención, así que a escondidas lo sacan y lo llevan al baño o a que duerma un rato en su cama. Pero gran parte del día está entre esas cuatro paredes.

Hace quince días que José está en la sala de contención, el mismo tiempo que hace que no ve a la psiquiatra que ordenó esa "prescripción física". Ella está de vacaciones y nadie se anima a desautorizarla. Los enfermeros en general dicen que ya no hace falta que esté encerrado, y lo siguen sacando de a ratos.

Hace dieciocho días que José está en sala de contención. De casualidad la psiquiatra llamó al pabellón para avisar que va a seguir de vacaciones una semana más, el enfermero de turno le comenta la situación de José. Y ella interroga desde la distancia:

–¿Ya está más calmado?

–Si bastante –le responde el enfermero.

–Bueno, sáquenlo. Pero si llega a hacer algo parecido lo vuelven a encerrar. Yo no quiero tener problemas.

Dieciocho días en un ambiente en donde todo es recto, frío, gris, lento, interminable. Dieciocho días de impotencia, de furia contenida, de pensamientos vagos, de recuerdos felices, de promesas de que se va a portar bien para cada uno de los que entran a ver como está. Todo ese ambiente es recto arquitectónicamente, las puertas, las ventanas, las rejas, las baldosas, las órdenes, hasta el inodoro fabricado es cuadrado. Dieciocho días aplanadores del pensamiento. Una mancha de humedad zafa del orden recto y lleva a José a imaginar curvas de un sol, nubes, árboles, hombres, viento, abrazos.

Uno de los métodos más utilizados a manera de castigo y represión dentro del asilo es la sala de contención. Habitaciones lúgubres, frías y solitarias que encierran al que provoca al orden establecido. Habitaciones que lejos de contener marginan al que provoca desorden. Celdas para castigar al culpable. ¿Culpable de qué? Aquel que se levanta demandante en busca de una llamada telefónica para comunicarse con un familiar, o aquel que no tiene dinero, o aquel que necesita ser escuchado, o aquel que necesita yerba o tabaco... Demandas de orejas, ojos o manos que se transforman en pedidos insoportables y que tienen, por lo general, como destino, la sala de contención. ¿Es necesaria una sala de contención? ¿A quién contiene una sala de contención? ¿Qué es lo que se contiene dentro de una sala de contención? ¿Cuándo es necesaria una sala de contención? ¿En que circunstancias decido la implementación de la sala de contención? ¿Cuánto tiempo es necesario tener a una persona dentro de una sala de contención? ¿Cuántos recursos humanos idóneos debería haber en un pabellón a la hora de decidir este tipo de intervenciones? ¿Se los controla? ¿Cada cuanto tiempo se los debería controlar?

¿Sala de contención o sala de represión?

El asilo es una instancia judicial que no reconoce a ninguna otra. Agamben, a estos espacios los denomina *"estado de excepción"*, y dice que éste se presenta como la forma legal de aquello que no puede tener forma legal. El manicomio posee sus propios instrumentos de castigo, y los emplea según su propio criterio. Foucault nos dice con respecto al funcionamiento del asilo: *"la justicia que reina en el asilo de Pinel no imita a la otra justicia en sus métodos de represión; inventa los suyos. O más bien, utiliza los métodos terapéuticos del siglo XVIII y los convierte en castigos. Y así Pinel convierte su obra médica en justicia, y su terapéutica en represión. Todo está organizado para que el loco se reconozca en un mundo judicial que lo rodea por todas partes; se sabe vigilado, juzgado y condenado; de la falta al castigo... el ciclo está doblemente acabado: la falta es castigada, y el loco se reconoce culpable".*

¿De qué nos estamos cuidando cuando cuidamos de esta manera? ¿Por qué nuestros cuidados en oportunidades son extremadamente cuidadosos? ¿Por qué esa crueldad en el cuidado? ¿Eso es cuidado? De todos modos pienso que no debemos considerar esta manera de cuidar como mera inocencia. No hay que tratar a compañeros como si fueran menores de edad. Sobre todo porque estar pendiente de los compañeros que no se hacen cargo de la construcción y prefieren la comodidad de lo manicomial y lo hegemónico desgasta y entristece. Convengamos que se trata de elecciones no de ingenuidades. La ventaja de considerar que lo que cambia son los intereses consiste en que de este modo no se subestima la inteligencia de los otros, o la oportunidad de que esa inteligencia se manifieste.

Fernando Ulloa nos dice que *"la crueldad implica siempre, en sus múltiples manifestaciones, un dispositivo sociocultural que gira en torno a una encerrona trágica, situación ésta de dos lugares (víctima y victimario) sin tercero eficaz de apelación... entre las formas de la crueldad está lo cruel, acostumbrada presencia con la que se convive, a veces en connivencia".*

Cuidar no es solamente vocación de servicio, o sacrificio, o es "hacerme cargo" del paciente, o es hacer guardia, o es sacar el cuerpo. Cuidar es, entre estas y muchas otras, *"favorecer la producción de relaciones de poder, el uso de los conocimientos y las maneras de circulación de los afectos" (Sousa Campos, 2005).*

44. ¿Qué es la experiencia?

¿Cómo se aprende desde la experiencia? ¿Uno nuevo puede tener experiencia? ¿Cómo validar la experiencia a través de la teoría?

Es mi tercera noche en un pabellón cualquiera del Hospital Emilio Vidal Abal de Oliva, y ya estoy solo con sesenta y cinco locos. La guardia "es mía", "me pongo en guardia". Son las dos de la mañana y todavía no aparece, ya faltaba en el conteo de las veintiuna. Todos se acostaron, y su cama vacía hacía notar aún más su ausencia. Daniel, "declarado" con trastornos de la personalidad y adicto por el DSM-IV desde hacía varios años, no aparecía. Sus compañeros de habitación miraban la cama y me miraban, como diciendo: ¿y no vas a hacer nada? Le di una posibilidad o en realidad me di una posibilidad más, pensando en que volvería. Contando con un poco de tiempo, porque por ese pabellón todavía no había pasado el supervisor, y a esa hora, estaba por demás decirlo, era casi imposible que pasara, a no ser que yo lo llamara. Dos y media, y nada... tres y cuarto, y aparece Daniel haciendo zetas, una sonrisa dibujada, raspado en la cara y parte del torso y toda su ropa deshilachada; después me contaría que la mezcla esta vez había sido tamilán y vino tinto, las marcas habían sido de "una caída". Se me presentaron sensaciones encontradas: tuve miedo a lo desconocido de esa persona y a sus reacciones, tuve ganas de sopapearlo darle un baño y llevarlo a dormir, tuve ganas de abrazarlo y llevarlo a su dormitorio, tuve ganas de reírme (hacía mucho que no veía un pedo igual), tuve esas sensaciones y no tenía con quien compartirlas. Plaza (un paciente que me acompañaba siempre con el pretexto de jugar a las cartas) ya se había ido a dormir. Estábamos él y yo. Había que "ponerle el pecho" o el hombro o la oreja o simplemente estar, no quedaba otra. Lo dejo entrar, caminamos los dos por el inmenso comedor en penumbras, y enfilamos por la escalera para los dormitorios que están en planta alta. Lo agarro de un brazo, en el otro no soltaba la damajuana. Hasta aquí ninguna palabra, sólo gestos de asentimiento de ambos lados como para apaciguar la circunstancia, yo como queriendo acostarlo rápido y él como disculpándose por la "tardanza". Sólo abrió la boca para prometerme que no iba a hacer "quilombo", y que se iba a dormir enseguida. Respiré hondo. No fue tan difícil, me dije. Me quedé un rato sentado en la cama vecina hasta que se durmió y después bajé las escaleras hacia la oficina de enfermería para seguir preparando la medicación de las seis. El silencio "neuroleptizante" producido por los psicofármacos es tan silencioso que se puede escuchar hasta la caída de una pluma. Así fue que al rato de haber bajado, empecé a sentir ruidos. Subí, y pude comprobar que en realidad nunca se había dormido y, peor aún, había despertado al resto y a manera de campamento habían "tomado" el dormitorio y nadando en una nube de humo impenetrable hablaban a los gritos. Era obvio que los del dormitorio de al lado también se despertaron, y al cabo de quince minutos el pabellón era una imagen de media mañana pero a las cuatro y treinta de la madrugada. Absolutamente los sesenta y cinco compartían un "Quién se ha tomado todo el vino" imposible de descifrar interpretado por Daniel. Cuando entro a la habitación, el primero que se me acerca es él, y como defendiendo al resto o defendiéndose, se anticipa a lo que puedo hacer, y me increpa duramente con una puteada inentendible y remata su bravuconada con una trompada que roza mi cabeza gracias a mi reacción instintiva. El envión lo hace caer al suelo. Algunos de sus compañeros lo agarran, y sus miradas sólo esperan una orden para "ejecutarlo". Tiritando de miedo, lo agarro del brazo y me lo llevo a su habitación. Tal vez ese gesto de inexperiencia aparentemente tranquilo lo enfureció aún más y, a los cuatro o cinco metros se suelta y me pega una cachetada con toda su mano abierta en el medio de la boca. La sumatoria de "cagadas" se hacía cada vez más insoportable, y mi respuesta a esa altura no se hizo esperar. Tenía un pañuelo atado al cuello, lo agarré de ahí y lo arrastré hasta su cama, lo tiré de una sola maniobra que yo no sabía que sabía. Y quedó ahí, me miró de reojo, no con maldad, sino con un gesto cómplice y hasta placentero como diciendo gracias,

El manicomio | 117

cerró los ojos y al instante se durmió. Me quedé hasta la entrega del turno al lado de su cama, que se movía al compás de sus ronquidos. Antes de la entrega de guardia se me acerca Julián, compañero de habitación de Daniel, y me dice: –acá, con ése, no se habla, sólo se castiga. Siempre termina a las trompadas, es como que así hay que darle las buenas noches.

En la entrega de guardia les comento a mi compañero y a mi jefa lo que me había sucedido por primera vez con un paciente, y en el momento en que me disponía a explicar lo que había sentido y lo angustiante que estaba siendo para mí semejante experiencia, los dos soltaron una carcajada al unísono y me dijeron:

–¡Bienvenido al loquero! A ese tipo lo tenés que dormir como sea, no existe otra posibilidad, y si no lo dormís, él te duerme a vos. Y si no, llamá al supervisor de turno, que él se encargará de trasladarlo al pabellón de crisis y vas a ver como de allá vuelve mansito. Esta acostumbrado a que lo hagan cagar antes de irse a dormir, entonces ¿por que lo vamos a contradecir?

Así comencé a hacer "mi experiencia", a "tomar experiencia", a pagar el derecho de piso. Así empecé a experimentar en el interior de esta maquinaria manicomial que su *"método es la generación de condiciones insoportables" (Gustavo Castagno, 2004)*. Entregué la guardia. Salí del pabellón. Salí del loquero. Me costó acercarme a Daniel por un tiempo, y en darme cuenta en que ya me había "bautizado" con su ritual de autocastigo. También me costó entender que su manera de conducirse podía ser un pedido de ayuda y, que muchas veces acercaba más de lo que alejaba. Es difícil no encuadrar ese pedido como un acto de violencia. Muchas veces uno tiene que poner el cuerpo, de hecho la sola presencia ante sesenta y cinco pacientes era poner el cuerpo. Hay personas que sólo saben comunicarse desde la crueldad, no entienden otra manera, siempre han recibido una respuesta represiva a sus pedidos. Y en la estructura manicomial encajan perfectamente y, esa crueldad es refrendada cotidianamente en una rutina organizacional que objetiviza al individuo quitándole todo el deseo. De esa manera "formamos" subjetividades idénticas y previsibles para que no nos sorprendan o para prevenir un supuesto desorden o para establecer un supuesto orden. Así establecemos relaciones violentas o de sometimiento. Así "decapitamos" historias, culturas familiares, ritos comunitarios. Así "mochamos" gestos, miradas, vestidos, golpes, silencios, gritos, festejos, llantos, en fin maneras de ser y de hacer. Así establecemos, a decir de Ulloa, una *"cultura de la mortificación"* y hacemos presente esa "encerrona trágica" en donde el camino es la muerte de lo humano o la muerte del ser humano.

45. Cuerpos dóciles, mentes obedientes

Para Foucault, un cuerpo dócil es el cuerpo "ideal", el cuerpo del hombre-máquina que no tiene discurso, vacío de subjetividad, que permite ser manipulado, modelado, inserto en distintos dispositivos sin ofrecer ningún tipo de resistencia. Entre ellos, históricamente, el capitalismo ha tomado al *trabajo* como un instrumento importantísimo a la hora de fabricar cuerpos dóciles. Hoy en nuestro país ese poder dominante -afianzado en la década del ´90- ha instalado a través de la incertidumbre, por un lado; la desaparición del trabajo lisa y llanamente, y por el otro; la desaparición del trabajo digno, ese que desarrolla la creatividad y transforma a la persona. El trabajo, esa connotación social que ayuda a identificar a las personas, se ha transformado en una manera de no-ser, creando de esta manera diferentes categorías de sujetos sujetados, cuerpos amarrados a un sistema que está atravesado por el miedo, el miedo recurrente a la pérdida. *"Ese no saber, esa imposibilidad de predecir, unida a la predicción certera de que algo terrible iba a suceder, es en sí mismo una tortura",* nos dice Janine Puget.

El trabajo seguro en nuestra Argentina dejó de ser hace rato una conquista laboral para transformarse en una conquista a cualquier precio. Cada vez hay menos personal de planta en las instituciones públicas. A su vez desde el gobierno de turno cada año desempolvan una engañosa promesa de realización de concursos para acceder a planta permanente, promesa que a veces se cumple en las proximidades de una elección.

Escudero nos dice, con respecto al sistema: *"lo que hace el neoliberalismo es concentrar el exceso de trabajo en una fracción de los trabajadores y el desempleo en otra fracción. Hay razones económicas para esto (por ejemplo la necesidad de capacitación diferencial en*

El manicomio | 119

algunos trabajadores) pero la razón fundamental es política: los sobreexplotados pueden hasta cierto punto sobreconsumir, y además están demasiado cansados para protestar, y los desempleados están desesperados por trabajar, al precio que sea, no importa lo magro de sus salarios, la insalubridad, la falta de seguridad en el contrato, o la falta de la jubilación... Por lo tanto, estos nuevos pobres en esta situación son útiles en la gran estrategia del sistema".

Es tan cruel y a la vez tan sutil la perversión del sistema que hasta los propios involucrados se han "naturalizado" con estas condiciones de trabajo, y ya ni piensan en derechos, sólo en favores de seudos funcionarios o seudo sindicalistas que no escatiman todo el peso de su poder para bajar una orden. Este sistemático accionar dociliza y domestica subjetividades encausando a los trabajadores hacia una "encerrona trágica", en donde el tercero en discordia no existe; escena desigual en donde el poder del soberano es inapelable. La consigna es *"cállense y hagan lo que yo les digo". "Quien no puede pagar de otro modo tiene que pagar continuamente con su cuerpo"*, nos dice Castel.

De esta manera el trabajo se ha transformado en simplemente un horario de entrada y un horario de salida, que no tiene nada en el medio. Se ha vaciado de sentido el trabajo, palabras como solidaridad, dignidad, compañerismo, confianza; se han cambiado por individualidad, corrupción, sálvense quien pueda o paranoia. Los trabajadores no se identifican con el trabajo. El trabajo no da identidad a los trabajadores. Todos miramos para otro lado exactamente en el momento en donde nuestras miradas tienen que encontrarse.

La precarización del trabajo constituye en verdad una precarización de la vida real y una manera "pedagógica" de subjetivación. Las manifestaciones de este nuevo terror social a la exclusión, atraviesan casi todos los comportamientos colectivos, siendo su síntoma mayor la agresividad y la violencia en los vínculos cotidianos. La precarización es vivenciada como amenaza de pérdida de integración a la vida social. Un sujeto precarizado es un sujeto dominado al cual se le interrumpe su relación con la verdad. Precarizar es una manera de ordenar el resto, el residuo, la diferencia social como un todo. Precarizar es universalizar la "impotencia".

46. El malestar hecho cultura

¿Qué hacer con tanto malestar puesto al "servicio" del paciente, del equipo y/o de la institución? ¿Qué hacer ante tanta *"mortificación hecha cultura"*, a decir de Ulloa? ¿Qué hacer ante tanto malestar hecho política y a la vez despolitizador?

Ese malestar instaurado en la cultura se ve reflejado cotidianamente en nuestras condiciones de trabajo que son alarmantes: siempre estamos "de guardia mínima", sólo somos tenidos en cuenta como humanos cuando nos llaman "recursos humanos", nuestros salarios son pésimos, nuestras instituciones cada vez más nos cuidan menos y nuestros funcionarios son cada vez menos idóneos e innovadores a la hora de proponer políticas.

En base a esta realidad Ulloa nos habla de una *"cultura de la mortificación"*, que comienza en el sufrimiento y hace que el sujeto se encuentre ante una pasividad quejosa, sus fuerza disminuyan, se sienta apagado, sin viveza, con su cuerpo agobiado. Se instala en él un cuadro de astenia, y así la persona se ve limitada como ser pensante, idiotizada, sin ideas claras, atontada; haciendo que su accionar crítico disminuya, dando paso a lo que Ulloa denomina *"Síndrome de Violentación Institucional" (SVI);* aquí la persona verá alterada la modalidad y el sentido de su trabajo, a causa de la convivencia con la violentación, perdiendo su funcionalidad vocacional que lo sostenía como trabajador.

De nada sirve que yo enmascare mi reclamo desatendiendo o mal atendiendo a las personas que están bajo mi cuidado. De nada sirve "embarrar la cancha" para seguir haciendo lo mismo, mientras muchos soportan todas las penurias del sistema (incluyéndonos) y pocos se llevan los réditos políticos.

De nada sirve "neuleptizar" a la masa para que yo "pase un turno tranquilo y sin novedad", es un estado ficticio sustentado químicamente por la "pastillita milagrosa" que me permite tranquilizarme y así pasar las ocho horas.

De nada sirve deshumanizar mi trato con un semejante por el sólo hecho de que ese semejante tenga el rótulo de "loco" y yo el de "curador de locos".

De nada sirve descargar nuestro malestar hacia el otro (paciente o compañero) fomentando un clima de sometimiento, inseguridad, falta de respeto o paranoia que no hace otra cosa que hacernos pensar que cambiar esta realidad es imposible.

De nada sirve quitarle a esa persona toda voluntad política, porque de esa manera mi voluntad política también se ve negada, y no sólo eso sino que fomento la voluntad política del "soberano".

De nada sirve seguir sustentando una política que a la larga o a la corta se nos viene encima enfermándonos a nosotros también.

De nada sirve seguir con el "disciplinamiento", hacia esos cuerpos que están a nuestro cuidado -y hacia nuestros propios cuerpos- que en definitiva terminan capturando gestos, tiempo y hasta el comportamiento humano.

La máquina capitalista y sus dispositivos discursivos, de seguridad y disciplinadores, reflejada en el hospicio transforman la "imposibilidad" inscribiéndola como "impotencia". Debemos inscribir la "posibilidad" para reinscribir nuestra "potencia". Así instaurada, la verdadera pelea la debemos dar en el terreno de las ideas y de los actos singulares y colectivos. Y debemos apuntar a producir vivencias con la suficiente intensidad para asistir a transformaciones subjetivas que nos orienten hacia la producción y la recuperación del pensamiento crítico.

47. *Cotidianidades en un centro de día*

¿Cómo es trabajar en una institución en donde personas de cuarenta años con un certificado de discapacidad son llamados jóvenes o chicos? ¿Qué discurso hace que se termine eternizando la discapacidad en la infancia? Un mundo paralelo que devuelve una realidad de cuento. *"Che, vos no sos mi padre"*, dice una concurrente, como poniendo límites a una intervención disciplinaria de un coordinador. Otro se enoja, y dice que no va a venir más. Otro que también se enoja, y desafía a un profesional. El de la silla de ruedas quiere tocar y toca cuerpos que están a su alcance. Otra, que está angustiada y dice estar mal en su casa, roba cosas o "las toma prestadas", acá parece inimputable. Otra se enamora y desamora varias veces al día. Uno grandote, que viaja solo en colectivo, siempre llega en otro horario, pero siempre llega. Otro va y viene en la largura de la institución hablando y hablando. Otro toca el piano como Mozart, tiene un revólver de juguete en la cintura y un celular en el bolsillo. Esta mañana tiro su mochila por la ventanilla del transporte que lo trae. Acontecimientos cotidianos que pueblan una institución e insisten en no rutinizarse. Es difícil toser la mano del manicomio. Lo mismo se machaca desde una actitud que muchas veces derrota la cristalización manicomial. No se utilizan palabras que terminan en diminutivo. Tampoco se utilizan sobrenombres. Tocan el timbre. El que va y viene en la largura de la institución hablando y hablando dice "no hay portero". Lo mismo alguien abre. Entra un coordinador, todos corren a abrazarlo. Dos se besan en los rincones, en el patio, arriba de la mesa del pasillo. De repente, ella sale como eyectada, se enoja y le pega. Él insiste. Se besan de nuevo. Otro viene haciendo un trabajo fino para arrebatarle la novia a otro, le regala alcancías que tienen formas de perros, gatos o monos, otras veces pulseras y vestidos. Una robusta y gorda baila como si estuviera enfundada en el cuerpo de Eleonora Cassano. Uno camina como borracho, parece que tiene piernas de trapo, se ríe y muestra su único diente. Algunos le dicen bidente. Otra está enamorada de alguien que no la quiere, lo mismo insiste en que le gustaría tener un bebé con él. Y están los que participan y están los que miran a los que participan. Desayunan, después taller, almuerzan después taller y meriendan y se van. Retazos de una escena poblada de cotidianidades que intentan no agotarse en repetición.

48. *Exceso que desafía los límites*

I. Una existencia plagada de estremecimientos, impulsos, emociones, arrebatos. Una existencia que protesta ante las certidumbres diagnósticas. Una agitación que busca trastocar la continuidad aplanada de lo absoluto manicomial.

II. Regalándole algunos centímetros llega al metro sesenta. Morena. De pelo ennegrecido como cerda. De muñecas de muñeca. Algo chueca, cuando se para derecha. Con una agilidad y elasticidad envidiables ataja cada pelotazo que le tiran. Sus huesos flacos casi pelados de músculos, tienen la impronta de un látigo cuando salta o cuando se defiende ante algo que ella cree injusto. A saber: esperas interminables en el salón del sol abrazada a una música que la acompaña siempre.

III. Cuando entro, su imagen congelada ocupa el salón del sol, que hoy parece nublado porque una tenue luz apenas lo ha invadido. Sentada arriba de una mesa escucha radio. Una capucha tapa su cabeza y delinea un perfil aguileño. Sus ojos dicen que todavía no ha llegado. Me acerco ante su llamado. En la institución es una de las pocas personas que ocupan lugares. Y muchas veces se ve des-ocupada por otros que ella desearía le brinden miradas, caricias, palabras, espera. Intento descifrar lo que me dice en su lenguaje entrecortado. Parece que tiene hambre. Le digo que ya son las doce y que pronto vamos a comer. ¿Pollo? Me pregunta. No sé, le digo, todavía no llegué a la cocina.

IV. Muchos ayudan en la preparación de la mesa, el almuerzo es inminente y ella está otra vez ausente. Me acerco a "su lugar" y le digo que la comida ya va a ser servida, que tiene su plato, que cuando quiera puede ir a almorzar. Una sonrisa escapa de su rostro endurecido por la espera. ¿Pelotita?, me dice, o algo parecido. Le digo que después de comer vamos a jugar a la pelotita. Pregunta como organizándose en el tiempo, ya que falta como una hora para empezar a jugar a la pelotita. Su deseo cambia en ese instante y se ocupa de ella. Ese deseo que la habilita a hacer lo que ella más quiere ahora.

V. Come salteado. Primero ocupa la mesa del comedor grande al lado de una compañera. Después salta al frente. Después se sienta en el comedor más chico. Parece que quisiera ocupar todo el lugar. En el trayecto entre lugar y lugar, come. Casi nunca come postre.

VI. Desobedece. No como un reto a la autoridad, sino como una obstinación de su desazón. Desbarata sistemáticamente cada intervención pensada como normalizadora de su conducta. Porfía a lo manicomial. Muchos le tienen miedo. Muchos han sido alcanzados por sus "resistencias a la autoridad". ¿Qué hacemos con ella? Hace estallar en mil pedazos la institución que busca aquietar su malestar, el de la institución también. Se apersona desafiante ante quien quiere disciplinarla. No duda en echar a quien cree que le molesta o puede convencerla. Uno tiene que armarse para llegar hasta ese dolor. No cualquiera puede hacerlo, no cualquiera puede acompañar ese sufrimiento. Quien puede llegar lo hace por fuera del acatamiento cultural impuesto a un cuerpo discapacitado. Este cuerpo esta preparado para discapacitar cualquier intervención que lo discapacite. No renuncia a su deseo. Y vuelve al salón del sol a esperar a que él llegue. Siempre espera. Una Penélope chiquitita.

VII. Cuerpo de niña, edad de mujer. Modales aniñados, movimientos sensuales. Gestos parcos, acciones "prohibidas" plagadas de erotismo. A su escuálido cuerpo poco le importa a la hora de cautivar a algún hombre de turno. Arrastra, con sus gestos y movimientos, las miradas sorprendidas de algunos. Va tejiendo una telaraña, en la cual muchas veces ella misma queda atrapada sin poder despegarse, produciéndole una angustia que llega hasta las lágrimas por no poder con su querer no correspondido. ¿Cómo tener un lugar en el amor de otro?

VIII. Participa de la actividades pautadas de a puchitos. Como si se le hiciese imposible soportar el encierro de una estructura. Arremete con sus ocurrencias. Crea actividades en donde el contacto con el otro es su fuerte. Y participa activamente de ellas. Se divierte, cautiva, fantasea, baila. Juega y en ese juego transforma las estructuras en sucesos cotidianos. Intensidad en su máxima expresión. Potencia de una sensibilidad avasalladora.

IX. Roba papeles. Sus preferidos son las resmas autor, tamaño oficio de 70 g/m. También las revistas de moda o de perfumes con sus colores vivaces y sus hojas firmes le gustan. Los acomoda despacio y pacientemente, para después cortarlos con una precisión de cirujano. Va formando pilitas con cada hoja cortada en cuatro. Después las mete en una bolsa de plástico blanca. Y las escribe, mientras espera. Firma cada hojita con su nombre dejando un espacio para colocar a último momento la letra i, aunque esa letra en su nombre este casi en la mitad. Estira la trucha, pone su mejor cara de enojada para intimidar y poner límites... y se sienta a esperarlo arriba de la mesa. Cuando alguien intenta acercarse, un seco: ¡vete! Corta toda relación posible.

X. Hace unos días, cuando pasaba por el quiosco de revistas de la esquina junto a una operadora después de hacer algunas compras en el supermercado, quedó impactada por una *"Cosmopolitan"*. Ahí nomás plantó el taco y, poniendo su mejor cara de mala ante la negativa de compra, se sentó al lado del puesto mirando de reojo la tapa en donde una mujer hermosa también la miraba. Intentamos negociar con una más barata o más vieja, pero no hubo caso, ella quería esa mirada. Una hora ya lleva sentada en la esquina. Nos turnamos para no dejarla sola. Ella siempre se cerciora, inspeccionando repetidas veces, de que alguien esté con ella ¿La custodiamos? Uno de los acompañantes dice que la dejemos. Si ella había elegido quedarse allí, pues bien, era su elección. Nos retiramos, ante la incertidumbre de no saber como va a reaccionar, hasta el centro de día que queda a escasos treinta metros. Hace una nueva relojeada para ver a su acompañante, y el estupor pudo más que su deseo ante la ausencia. Y sale como un rayo en una carrera desparramada. Antes de llegar al centro de día nos alcanzó.

Cómo una actitud más liberadora, acompaña una decisión. Como una decisión más alojadora, decide una actitud más independiente. Momentos creativos que posibilitan y emancipan potencias de ser.

XI. Qué es la clínica, sino la espera de que algo acontezca. ¿Qué es lo que suponemos con respecto a las personas que llegan a una institución en donde deben pasar gran parte de la vida de un día? ¿Cuántas veces esos supuestos están arrastrados por un diagnóstico? ¿Qué hay de nuestros supuestos en ese diagnóstico? ¿Cómo pensarme yo ante la inconsistencia de mi saber cuando es interpelado por una insistencia? ¿Cuáles son nuestras capacidades para arrojarnos a la incertidumbre? ¿Cómo hacer para construir el común, el nosotros? ¿Cómo no hacer desaparecer la perplejidad cuando el absoluto es perforado por arrebatos inesperados? ¿Cómo mantener nuestro cuerpo vibrátil para captar esas sensaciones montaraces? Infinitas combinaciones nos esperan.

49. Sobreviviente de la psiquiatría[12]

I. La descripción de instituciones totales desde la antropología que puso su mirada fundamentalmente en las cárceles, hoy se puede extender a un sistema que es sistema de exclusión y desde esa comprensión entender que las cárceles y los manicomios se sostienen en una lógica que atraviesa la vida cotidiana. Vida

---

[12] Este texto pertenece a Lucila López. Psicóloga social y psicodramatista. Miembro de la Dirección Nacional de Salud Mental y Adicciones y creadora de Proyectos de Resistencia e Integración Salud Mental y derechos Humanos (PRISMA).

cotidiana fragmentada que tiene soporte en el artículo 42 de la Constitución, donde subrepticiamente aparece una nueva categoría, la del consumidor como figura con derechos que pueden ser otros a los del ciudadano. Nuestras democracias débiles, dependientes de los humores del mercado, abrevan remotamente en la concepción griega de democracia, y ésta no incluía a los esclavos como ciudadanos.

Entonces, pueden cuestionarse muchos aspectos de la democracia como forma concreta de hacer política, pero por el momento no podemos prescindir de estas formas representativas, que lo serán en tanto nos involucremos, y poco a poco, los movimientos sustituyan a los partidos, que si vale, que sean partidos, ya dice mucho.

II. La lógica manicomial se sustenta en dos pilares fundamentales del capitalismo; uno, la práctica cotidiana de la indiferencia, que para consigo mismo es el camino de la alienación que garantiza cierta obediencia debida para no ser y hacernos consumidores por encima de sujetos de necesidad y derecho, y la otra columna, es la práctica sistemática de prácticas clínicas, jurídicas, de trabajo vincular desamorado.

La supresión de las lógicas manicomiales es una práctica del respeto a los Derechos Humanos que pone en cuestión justamente las acciones desamoradas e indiferentes.

Se trata de una política de los afectos. El amor como política, como práctica, concepto, modo de hacer y de ser.... y tengamos en cuenta que el concepto AMOR es relativamente nuevo en la historia de la humanidad (esto es dicho desde una mirada epistemológica).

No podemos hablar de violencias en: vivimos en la violencia y no precisamente en la violencia necesaria del violentarse para ser sino en la violencia de las formas implementadas para sobrevivir, naturalizado que somos sobrevivientes, de alguna manera estamos en tierra de nadie. No estamos en un lugar para vivir. Si aceptamos eso, si callamos frente a esto, podemos decir que vivimos en una institución total en tanto las mismas no son los muros sino los efectos de las prácticas en las subjetividades.

III. Enero 2008. Consultorios externos del Hospital Borda, ventanilla donde se presenta el carnet de turnos programados para que el personal retire la historia clínica y la acerque a los profesionales tratantes.

La persona que se ocupa es nueva en el servicio, trabaja sola aparentemente, hace semanas que los usuarios sufrimos su lentitud, al punto de haber esperado la semana anterior cuarenta minutos por un trámite que no demandaba más de cinco desde hacía nueve años y que implicaba la pérdida de mi sesión, que se solucionó con la intervención de mi terapeuta de ese momento.

Esa tarde de enero al llegar, ya contemplando llegar unos 45 minutos antes, encuentro una extensa fila de hombres que aguardaban su trámite para asistir a la consulta, unas doce personas en total, era la única mujer esa tarde. Era la última en la fila.

El malestar se expresaba solo gestualmente o con palabras murmuradas por lo bajo.

Viendo que se acercaba el horario de mi sesión y que iba a llegar tarde nuevamente, propongo que comencemos a hacer palmas.

Recibo de más de uno de los hombres que estaban tan molestos e incómodos como yo:

–¿Querés ir a parar a la 27...? ¡A nosotros nos llevan a la 20!

La auto estigmatización (la invalidación por si mismos de considerarse sin derecho a la protesta por miedo al castigo) me produjo estupor y dije que iba a pedir el libro de quejas y hacer una nota, pedí que me cuidaran el lugar pues ya no era la última.

Esto generó un clima distendido, se comenzó a hablar en un tono más alto y de pronto uno gritó al mejor estilo que conocen todos los que conocen una sala de un manicomio (profesionales o usuarios):

–MEDICACIÓN!!!!!!!!!!!!!!!

Esto produjo un estallido de risas, luego se sumaban voces

–RIVOTRIL POR ACÁ...

Cuando llego a la ventanilla y espero el lento trámite de buscar el número 55 comenzando por el 308 y desconociendo mi indicación del lugar preciso donde estaba la carpeta con mi historia clínica, me dirijo a la persona más próxima y le digo:

—Lo que es ser paciente...

El me contesta:

—Lo tuyo es un chiste de salón.

Creo que fue la última vez que sufrimos tan larga demora en la atención, creo que se incorporó alguna persona del turno mañana, creo que el deterioro del servicio fue vertiginoso...

IV. Mi decisión de abandonar el tratamiento en el Hospital Borda a partir de la renuncia de mi terapeuta al Servicio de Consultorios Externos y que se concretó a fines de noviembre o comienzo de diciembre del 2008, tiene sustento en el deterioro que he visto en los profesionales a lo largo de diez años de estar tratándome en ese lugar.

Sentí que perdía confianza en la calidad de la atención que puedo recibir a partir de la calidad precaria de trabajo y la naturalización de las peores formas de trato para con los usuarios que encontraba correlato con las incapacidades de exigir mejores condiciones de trabajo para sí mismos.

V. No entiendo bien a qué cosas los tengo acostumbrados... mis defensas en general no son buenas... suben o bajan y no siempre son efectivas como defensa... en fin... me defiendo como puedo. No como quiero ni siempre debiera estar a la defensiva... me lo dijo mi papá cuando era muy chiquita... Cuando estaba internada participaba de un grupo... iban muchos psicólogos a ese grupo abierto a la comunidad en el que participábamos muchos.

Un día un psicólogo me dice que él es astrólogo... si puede hacer mi carta natal.

Le dí los datos mirándolo extrañada...

Un día volvió y me dijo que debía practicar boxeo... o algo referente a práctica de defensa personal pero que él se inclinaba por el boxeo...

Alumna de Tato yo... me puse a escribir sobre el tema del boxeo pensando en la única pelea que había visto en mi vida, Bonavena vs. Clay. Y haciendo movimientos, tomando registro del cuerpo...

Él comenzó a usar mi escrito en sus clases y yo sigo sin hacer boxeo y sin saber usar mis defensas...

Fue buena la intervención del astrólogo hasta que tiempo después se puso a competir con mi terapeuta y a reprochar que no me tratara con él...

Mi no era rotundo e insistió...

Me hizo dudar...

Cobraba fortunas... yo me trataba en el hospital... José Tiburcio Borda. No tenía trabajo y él sostenía que si le pagaba lo que él cobraba rápidamente iba a estar "curada" en esa oportunidad mis defensas fueron las adecuadas, mantuve mí no...

50. ¿Quiénes son?

¿Los nuevos locos? ¿Las patologías de la posmodernidad?

Son sujetos en los cuales no hay rastros de normalización, esa que distingue espacios aprobados de espacios prohibidos.

Son sujetos producto del estallido de los diferentes dispositivos de disciplinamiento. Son subjetividades a la intemperie, ya que el encierro no hace mella, navegan en la inmensidad sin fronteras de un territorio despojado de toda simbolización instituida.

Son los que atiborran las instituciones de encierro modernas y las desbordan. Son los que reconocen su violencia sin conciencia moral, porque la violencia se ha encarnado en su cuerpo y ya es vida cotidiana. Son los que no sienten pesar por lo que han hecho, porque lo que le han hecho es su pesadilla. Son los que se revelan a la frágil autoridad normalizadora del miedo, por que ellos mismos son el efecto del terror de una sociedad represiva. Son los que como una manera de agarrarse a lo humano, inventan códigos propios llenos de un lenguaje insurgente que sigue una lógica en la esperanza de existir que deshabita la realidad. La disciplinación nos dice que son los que se drogan y delinquen, usan al Estado que los usa, llenan de inseguridad las calles, se atrincheran en las afueras de las urbes, invaden de noche la ciudad vacía, los que se cansaron de buscar ese trabajo digno que ya no está, los precarizados, los descartables, los intolerantes de un sistema que no los tolera.

Son los que deliran y se convencen de que la realidad puede ser otra y van hacia donde pueden hacer pie. Lugares en donde pueden ser mirados, respetados éticamente como iguales. Lugares en donde pueden tener una relación de poder y reconocerse con posibilidades, con potencialidades y con esperanza de que no atenerse a las consecuencias del ordenamiento social los habilita a ser. Esos lugares constituyen su sostén subjetivo: la droga, las calles, la periferia, la oscuridad.

Son los que se cayeron del sistema, y éste tiene preparado toda una parafernalia de acciones e instituciones asistencialistas que sólo intentan controlarlos.

¿Intolerancia a la frustración? ¿Carentes de resiliencia? No. Resistencia. Humanos que se rebelan ante la mortificación de una hechura cultural que los fabrica "crueles" para justificar todo su aparato disciplinario y de seguridad.

Frente a la complejidad de esta realidad, frente a los procesos deshumanizantes, frente a las diversas catástrofes socio-históricas a las que estamos expuestos. ¿Cómo alojar sin rechazar lo que no se entiende? ¿Cómo hacer de nuestra clínica acciones políticas que se abran a la posibilidad y a la contingencia como generadoras de subjetividad? ¿Cómo hacer nuestras instituciones?

51. El Estado los deja caer[13]

Apenas diecisiete años. Un joven, diría cualquier mortal. Silvia Bleichmar intenta recuperar el concepto de joven y nos dice *"...no pensado desde una categoría cronológica, ni siquiera biológica, sino como un espacio psíquico en el cual el tiempo deviene proyecto, y los sueños se tornan trasfondo necesario del mismo".*[14]

Cuando llegamos, en la mitad de esa soleada mañana santafesina, estaba solo en la enormidad de uno de los patios del Instituto de Recuperación del Adolescente de Rosario (IRAR), devenido en cárcel juvenil desde hace un largo tiempo. Había pasado allí la noche por que en su pabellón se sentía un poco "incómodo". El día anterior, junto a sus compañeros de celda, habían provocado un motín que duró varias horas, pedían por "mejores condiciones de vida". Justamente ellos tan atravesados por un sistema que los invisibiliza y los "mata socialmente", subjetivándolos como vidas aprisionadas por un destino inexorable, vidas no miradas, no habladas, no humanizadas, vidas mortificadas. Justamente ellos hablaban de "mejores condiciones de vida". Motines. Insurrecciones. Sublevaciones. Revueltas. Movimientos de contra poder. Movimientos contra hegemónicos que están por fuera del territorio de los dominios del poder imperante. Movimientos marginales a lo instituido que dibujan una cartografía ajena a los discursos ordenados, a los saberes

---

[13] Texto publicado en la revista "El Campo Grupal". Nº 123. Buenos Aires, junio 2010.
[14] Bleichmar, S., Dolor país. 3º Edición. Libros del Zorzal.

aprendidos y a las instituciones formales de un aparato disciplinario y de seguridad.

Sólo aparecen desde su singularidad cuando "aparecen" o "surcan" por estas grietas o agujeros negros creados por la misma cultura dominante de una institución cruenta y normalizadora. Solo allí son individualizados por nombre y apellido, por caso, por delito, por juzgado, por grado de peligrosidad, por antigüedad.

Esa política institucional está supeditada a un poder político de turno, que proclama acciones progresistas en defensa de los adolescentes y sus derechos humanos, y termina cayendo en su propia impotencia e ineficacia para garantizar dichas acciones, ratificando un imaginario social cercenado desde la profundización de la realidad sociocultural de esos jóvenes, y termina creando los mismos "jóvenes peligrosos" y justificando un encierro sin garantías de recuperación.

La ocupación de estas zonas vacías por fuera de lo instaurado, generadas por un tiempo y un momento coyuntural e histórico, son las formas más puras de movimientos deslocalizados de los intereses de los que tienen el poder institucional y político. Allí los pibes hacen estragos, copan la parada, desafían el mando, meten miedo a los que le meten miedo.

Y estaba ahí tirado sobre ese colchón flaquito, una sábana mugrienta lo tapaba apenas y como almohada, todo lo que tiene: una remera deportiva, un pantalón corto, un jean y las ojotas oscuras. Todo entra perfectamente en la bolsita de nylon blanca y arrugada.

Sus párpados de plomo tapaban una mirada ausente, rojiza y vidriosa. Los gestos endurecidos y parcos. El primer cigarrillo del día hacía equilibrio en la inmensidad del temblor de su mano derecha. Su cuerpo todo, expuesto a las marcas de las demandas que nunca llegan a tiempo. Sus palabras agangozadas y enlentecidas intentan llenar una conversación que no le interesa. Todo él se mueve o se inmoviliza por el efecto químico de esa medicación que lo atonta, lo dociliza, lo mansifica. Marcelo Percia se pregunta: "*¿Cómo hacer lugar para que del estupor vengan palabras? ¿Se podría pensar un relevo que no exime al otro de nada ni suprima una carga, sino que ofrezca tiempo, descanso, provisoria suspensión del asedio?*"[15]

---

[15] PERCIA, M., Deliberar la psicosis. Editorial Lugar. 1º Edición 2004.

Hay un trabajo detallado de la disciplina sobre ese cuerpo y sobre los gestos de ese cuerpo, uniendo lo singular con lo múltiple, así el individuo se hace individual y se lo ordena en la multiplicidad. Es la condición primera para el control y la base para toda una microfísica de un poder capilar que apunta hacia las sensaciones humanas.

–Pobrecito, es un chico peligroso. Él no lo sabe. Hay que tenerlo así, sino siempre termina haciendo desastres –comenta una enfermera guardiana del IRAR, esposa de un comisario durante 30 años, que no cuida, sólo somete a través de sus técnicas disciplinadoras.

Estaba agotado, los mosquitos del largo verano santafecino no le habían permitido pegar los ojos esa noche. Se le notaba en las ojeras marcadas en esa carita que no quería abandonar todavía los rasgos de su niñez. Mientras que sus actos velozmente lo habían depositado en este mundo, a través de una ley y un sistema mortificante, como un "ser peligroso". Hace varios años que no termina de renunciar a su existencia-destino, rubricada por un aparato normalizador que insignifica su vida y hace que se entregue al olvido.

¿Qué hacer con los nadies que no tienen "redención"? ellos son los pobres más pobres, los económicamente inadmisibles, los que se quedan con lo poco que queda del famoso "derrame". Así, el mundo capitalista los invita a desaparecer en "ciudades ocultas" y abarrotadas de miseria, en trabajos intrabajables, en instituciones de seguridad y control o en calles llenas de ojos que los sentencian. El Estado los deja caer, Foucault diría, *"el Estado no los mata, los deja morir"*. Y aquí, ese mismo Estado está excesivamente presente, fragilizando un grupo social, para luego descerrajar toda su parafernalia de estructuras biopolíticas de seguridad.

Una pequeña mueca que intenta ser una sonrisa, parece mover toda la callosidad de una rabia ahora controlada medicamentosamente en su rostro. Su cuerpo alienado se entrega al letargo *"de la redonda que se tomó"*[16] y parece flotar en ese "limbo tutelar" en que lo deposita la justicia, por que no es adulto, pero hizo cosas de adultos. Él nació como escrito, como marcado, así lo refrenda todo su cuerpo lleno de tajos, que gritan un dolor más allá de las terminaciones nerviosas y de tatuajes que dicen todo el amor perdido o negado o irremediablemente ausente y una vida repleta de imposibilidades.

---

[16] Adrián Abonizio. Príncipe del manicomio.

Y así constituido en anormal, en diferente, en desigual, ingresa a un instituto de recuperación. Re-cuperar ¿Tendrá que ver con cuerpo? Un cuerpo humano que entra en un mecanismo de poder que lo explora, lo desarticula y lo re-compone. Una "anatomía política", una "mecánica del poder", que instaura una "norma moral" y le impone hábitos prescriptivos a los que debe someterse. Así es como a las personas se les desguasa su "capacidad política". Y ya no se piensa más en el afuera, no hay afuera, no hay más mundo que ese submundo del pabellón. Muchos de los jóvenes sorprendentemente se sienten más seguros dentro de ese antro. Ellos mismos se "engoman"[17]. Aunque piensen con un afuera, siempre están volviendo a ése adentro que los moldea, los fabrica, los atrapa, los subjetiva como seres disciplinados y no como seres éticos.

Imaginamos e inventamos dispositivos para comenzar a trabajar con esa humanidad (más allá del cuerpo), atravesados nosotros también por ese poder disciplinario omnipresente como un gran ojo que nos mira, nos vigila, nos interpela, nos boicotea. Intentamos interdisciplinarnos, indisciplinarnos, salirnos de esos saberes conceptuales que nos profesionalizaron y crear un pensar y un hacer que nos incomode y vaya más allá del paraguas de cada discurso disciplinario. ¿Qué es lo que podemos hacer para que hagamos algo? ¿Cómo se esquiva ese poder soberano sin quedar atrapados en su telaraña? ¿Cómo doblegar esa crueldad producida por el adiestramiento? ¿Cómo se trabaja con esa persona? ¿Cómo medir que "una salida al patio" puede ser una estrategia de confianza que genera la palabra? ¿Cómo subjetivamos, más allá del deseo? ¿Cómo captar el umbral de un "alto"[18] dolor, como dicen ellos? ¿Cómo entender ese permanente pasaje al acto sin ningún límite, ignorando toda norma social? ¿Cómo seguir esa "lógica saltígrada" de permanente mudanza de la visual, del discurso o del pensamiento? ¿Cómo pensamos una clínica con esa pulsión sobreadaptada "salida de cause"?

Aceleramos su causa, le conseguimos permisos para visitar a un familiar o a alguien que se haga cargo, lo acompañamos al médico, al odontólogo, lo llevamos al centro de salud del barrio, hablamos con

---

[17] Engomar: encerrarse en una celda pequeña, sin la posibilidad de salir al pabellón.
[18] Alto: adjetivo utilizado para denominar algo que les gusta, o algo grande, o algo sorprendente.

los profesionales para que lo alojen, le proponemos una internación para hacerle unos estudios para poder intervenir y sacarlo de esa caverna perniciosa que chupa, lo anotamos en un curso de oficios, jugamos a las cartas, a la pelota, vamos al cine, tomamos mates, le llevamos puchos. Intentamos armarle una vida ¿Cómo no caer en habilitarle una vida a una persona que tiene una vida-destino, sin pensar desde una lógica atravesada por un sistema que la deshabilita?

Pensamos estrategias que lo devuelvan a la sociedad, mientras él busca estrategias para esquivarle a esa sociedad. Pero tenemos que hacer algo. No podemos rendirnos a la cosificación, al embrutecimiento, al delito o al crimen, como estrategia de vida. No podemos. No queremos. No sabemos. No entendemos esas lógicas en las que se envuelve su cultura de indigencia y de precarización, de techos bajos, de casas sin puertas internas, que queman en verano y congelan en invierno, de pisos de tierra, de patios lisitos en donde sucede la rutina familiar, de ausencia de salario y de currículum, de presencia de prontuario, de enganches de electricidad, de zapatillas último modelo, de días ausentes y noches interminables de cerveza en la esquina y fumatas en el oscuro, de vocabulario inédito, de baños de lona.

Por momentos pareciera que la ternura, característica negada en las palabras y gestos que lo subjetivaron, deshoja alguna de esas capas escleróticas que encallecen su alma "desalmada". Solo son momentos. Después vuelve la paranoia, la desconfianza, la vacilación ante el armado de una vida nueva, flamante. El miedo a no poder ser nada más que eso que la sociedad dice que sea. Miedo sustentado por un sistema negador del otro como semejante y que termina profundizando ese déficit de los puntales que soportan el proceso de ser adolescente: ejemplos éticos, la organización familiar, ausencia de pobreza y precarización, un proyecto a futuro o modelos identitarios consistentes, entre otras cosas.

Y vuelve. Vuelve a sus demandas cotidianas, a los cortes que, a la manera de un piquete, cortan su humanidad dejando cicatrices y recuerdos mortecinos. O al mangueo, costumbre tan arraigada en estas instituciones crueles: me das un pucho, me prestas el celular para llamar a mi mamá o a mi abuela o a mi novia, me sacas para hablar un rato, pedime un tele, me podes cambiar de celda, me traes la leche, un pan, una vida, un amor, un cielo, y no esta mazmorra de mierda que me atrapa la juventud, me envilece el espíritu y me hace añicos los sueños.

Frente a la complejidad de los procesos deshumanizantes del capitalismo, frente a las tremendas encerronas trágicas institucionales y sociales que conducen a los jóvenes a atenerse a las consecuencias de una normalización y de un ordenamiento que no enseña, no recupera, que no cura, porque niega sus realidades miserables plagadas de ausencias y de posibilidades; porque adiestra para un sistema que fabrica los marginales que habitan sus instituciones, justificando su existencia "regeneradora", "recuperadora", "rehabilitadora". Frente a estas contingencias, no menores. Intentamos un trabajo en equipo permanentemente, buscamos habitar también esas grietas para que nos posibiliten aferrarnos a posibilidades o a potencialidades que los jóvenes nos advierten ¿Qué nos dicen, que nos piden los jóvenes cuando habitan las cicatrices del sistema? Siempre nos acompañamos, aprehendemos los discursos y los saludos tumberos, intentamos crear ambientes de confianza, escuchamos las palabras más allá de las palabras y creemos en esos gestos más allá de esos gestos, siempre volvemos a compartir, comemos con ellos, nos reímos con ellos, pensamos con ellos que podrían hacer una vez afuera o adentro, queremos creer, necesitamos aferrarnos y que ellos también lo hagan a esas promesas que muchas veces no son cumplidas, nos consolamos ante una fuga y pensamos si era necesario sacarlo en ese momento, ¿pero como podíamos creer en sus posibilidades si no lo sacábamos?

Siempre nos terminamos preguntando ¿No estaremos creando fantasías que afuera se harán añicos?

II

Espacios colectivos de producción de pensamiento crítico

"Todos de alguna manera somos partícipes, actores principales en este emprendimiento de hacer frente a las formas manicomiales. Este sueño, en su devenir, va produciendo sus maneras de ser nombrado: clínica de la subjetividad, clínica y política, pensamiento en obras, clínica de obra, dispositivos sustitutivos al manicomio, equipos interdisciplinarios, equipos de producción, palabras para nombrar la invención con la que intentamos desde nuestras prácticas, perforar las paredes y lo mortífero que ellas cobijaron durante tanto tiempo"; nos dice Iris Valle, coordinadora del Programa de Formación de Recursos Humanos de la Dirección de Salud Mental de la provincia de Santa Fe y también trabajadora de la Colonia Psiquiátrica de Oliveros.

1. Tomar la palabra

La palabra es cartografía que funda desvíos entre las desigualdades cotidianas para alojarse en el reconocimiento del otro como ser humano. Somos a través de la palabra, ella inunda el lenguaje para aparecer desde la subjetividad. A su vez nuestro lenguaje, el materno, ese que nos baña de ternura y nos reconoce humanos, se hace cuerpo en nosotros. Se hace patria en cada pronunciación y acontece la cultura.

Una palabra, cualquier palabra puede estar allí, y no conmover a nadie. Hasta que aparece, se re-aparece en escena esa palabra ausente, olvidada, negada, detenida, congelada, escondida. Y comienza a tener presencia después de muchas ausencias. Provoca, motiva, convoca, invoca a la memoria. Esa aparición lingüística, ese enunciado, ese pronunciamiento: transforma.

Tomar la palabra significa refundarnos y reinsertanos para poder inscribirnos nuevamente en el seno de la comunidad y del oficio, y hacer posible nuestra participación en la cultura. Modos del sentir y del pensar donde lo colectivo y lo singular se emparentan, se alojan, se sostienen permitiendo el movimiento y la transformación del paisaje.

Tomar la palabra permite habitar esos espacios colectivos de encuentro para engendrar horizontes de posibilidades negadas o reprimidas. Tomar por asalto las palabras allí donde se encuentran lo propio y lo ajeno como esperanza de un acontecer lleno de oportunidades de poder ser.

La música de los que todavía hablan reconforta. El murmullo de esa posibilidad entusiasma a los afligidos. Muchos se alegran sólo de saber que el lenguaje no ha desaparecido.

Así, podemos comprobar fehacientemente como la palabra pronunciada enuncia una dirección clínico-política que desbarata lo acabado. La palabra es cada vez más hablada en instituciones silenciadas, se indisciplina y crea un lenguaje innovador e insurgente que habla otras palabras, palabras nuevas.

Entonces, tengo la sensación de que la cita final es evitable. De que esta vez pudimos desobedecer: vivir el vacío como algo que no es la trampa que amenaza. La felicidad de sentir que hablando nos alejamos de los muros, de los mutismos, de los abismos del silenciamiento.

Hablamos, decimos, discurseamos, charlamos, cuchicheamos. Generamos puterío, alboroto, displacer, conflicto. Recuperamos experiencias, saberes, oficios, placeres. Alojamos malestares, postergaciones, silencios, olvidos, ausencias.

Hablando la gente se entiende, dice el dicho. Fernando Ulloa nos dice que *"en la numerosidad social cuentan tantos sujetos, como sujetos cuentan"*.

2. La Plenaria de Enfermería

Diez de la mañana, en la Colonia Psiquiátrica de Oliveros de la provincia de Santa Fe. El encuentro este miércoles es en la sala 1. De las otras diez salas llegan enfermeras y enfermeros para realizar la *Plenaria de Enfermería*. Algunos caminan por el camino pavimentado que culmina o empieza, según desde donde se lo mire, en la sala 1. Otros cruzan el campo y llegan zapateando para sacarse la tierra.

El anfitrión tiene que tener todo preparado para la ocasión. El mate es infaltable, nada se empieza sin su presencia. El espacio debe estar, en la medida de lo posible, libre de interrupciones. Y así se apersonan enfermeras y enfermeros jóvenes y viejos, con experiencia y sin experiencia como seres políticos, a hablar de sus impresiones, de sus intuiciones, de sus ideas, de sus inquietudes, de sus broncas, de sus impotencias, de sus utopías, de sus maneras de estar con la locura, de su clínica, de sus políticas y de las políticas institucionales o provinciales.

La Plenaria de Enfermería es por excelencia un espacio de producción colectiva de inteligencia y un generador inacabado de pensamiento crítico. Y a su vez, se asoma como una de las nuevas formas de aparición social de Enfermería como sujetos críticos sobre las propias condiciones de dependencia, para de esa manera transformar la relación dialéctica entre autonomía y alineación. Para de esta manera establecer una lucha entre desalienarse o mantenerse alienados. Entre seguir prescripciones o tener opciones. Entre ser espectadores o actores. Así se construye otra dimensión intersubjetiva que libera, transforma e independiza esa subjetividad histórica y social que nos atraviesa: el dedo en la boca y la jeringa en la mano. A través del diálogo los sujetos se re-significan como tales. No como sujetos sujetados sino como sujetos autónomos y políticos. Carpintero nos dice *"...que en este sentido el sujeto es libre cuando se apropia de su capacidad de obrar. La libertad está vinculada a la potencia de ser y a lo que de ella se deriva: la alegría de lo necesario".*

Desde hace casi tres años en la Colonia Psiquiátrica de Oliveros, todos y cada uno de los enfermeros pueden hablar, y de hecho así lo hacen. Impresiona como los menos experimentados hablan y expresan sus pareceres. Discuten con los más experimentados, se enojan, se ponen de acuerdo, se sorprenden y sorprenden a otros ante las discusiones.

–Acá se intenta seguir un debate. Contar lo que nos pasa y lo que nos parece que puede ser, de aquí lo elevamos a la Plenaria Ampliada de la dirección de los viernes, o a departamento de Enfermería o al interior del equipo de cada sala.

Estos espacios de encuentro colectivo son una instancia para mirarse a la cara y, en donde el desasosiego, la bronca, la privatización de la culpa, el aislamiento y la individualidad, la eficiencia científica, la parálisis, los cuerpos agotados y maltrechos, el miedo, la incertidumbre o el "no te metás" dejan paso a la aparición del nosotros, de la pregunta, de la resistencia, del derecho soñar y desear, de los proyectos posibles, de las prácticas solidarias, del cuidado de uno mismo y del otro, en fin, de la producción de nuevas formas de pensamiento y acción.

–Para mí lo de la Plenaria es normal. Cuando entré, a los dos días, me metieron en una para que empiece a empaparme de la clínica y de la política de enfermería. No entendía nada, después de casi un año y medio que estoy trabajando en la Colonia, no me imagino mi trabajo sin este espacio. Acá empecé a tomar la palabra. Lo mismo les pasa a muchos de los más viejos, esos que venían con la práctica del manicomio, es impresionante ver como han podido pensar y transformar sus prácticas y sus maneras de mirar la locura –dice uno de "los nuevos".

El manicomio no tolera ni permite la discusión, es por eso que los más experimentados fueron los que más "sufrieron" el cambio.

Pero con el tiempo su discurso se fue tiñendo de palabras rescatadas en los espacios de reflexión y debate. José Galán, enfermero jefe de la sala 10 de la Colonia psiquiátrica de Oliveros, nos dice con respecto a esto: *"...oscuro legado han heredado estos enfermeros que ahora son juzgados por todos nosotros sin ningún miramiento, sin que tengamos en cuenta que no todos somos capaces de cambiar, por lo menos sin ningún tipo de esfuerzo, o de amoldarnos a una nueva configuración institucional o nuevas Política en Salud Mental, por cierto más justas y más humanas"*. Así, muchos comprendieron que se podía sustituir esa lógica universal de la psiquiatría, tomando la palabra y orientando sus maneras de intervenir hacia una mirada más amplia y más contemplativa de lo humano: *la clínica de la subjetividad.* Para Oscar Pellegrini, la clínica de la subjetividad *"...fundamentalmente juega con el significante subjetividad que alude a sujeto, sin connotar directamente al sujeto del inconsciente, ni al sujeto del derecho, como sujeto entra como significante en la polifonía de subjetividad permitiendo el intercambio de opiniones entre los diferentes discursos que sostienen los integrantes de los equipos... termina siendo un nombre entonces que a cuenta del malentendido, nos permite identificarnos de alguna manera proviniendo desde diversos discursos, cada uno a su sesgo"*.

–La Plenaria para nosotros también es un espacio de formación. Nos formamos en cuestiones clínicas y políticas que hacen a nuestro accionar cotidiano. No esperamos que nos digan que es lo que tenemos que hacer. Proponemos lo que podemos y tenemos que hacer –rememora un enfermero que ha aprendido la importancia de la capacitación constante.

Es imposible pensar la sustitución de las lógicas manicomiales sin contar con Enfermería, sin contar con aquellos que ejecutan y sostienen el aparato clínico-político del manicomio. Somos los actores que ancestralmente apuntalamos las prácticas represivas y moralizantes del hospicio. Sobre nuestros cuerpos y mentes, y con nuestros cuerpos y nuestras mentes, soportábamos y soportamos todo el dispositivo hegemónico. Somos los verdaderos "ladrillos" del asilo. Por lo tanto, profundizar la discusión en el interior de la clínica misma de enfermería es el objetivo para interceptar el paso arrollador de colonización y alfabetización asilar.

Así gestada, *La Plenaria de Enfermería*, es un espacio de poder que fomenta renunciar a las vías de atontamiento del hospicio que acechan permanentemente, para comenzar a considerar las potencialidades de la cotidianidad con el objetivo de producir vivencias con la suficiente intensidad como para asistir a transformaciones colectivas. De esta manera las situaciones reflexivas ya no tendrían independencia de las vivencias que nos conducen a la reflexión. Este sería, tal vez, el pasaje del oír al escuchar. Del decir algo a alguien al diálogo como un pensar juntos.

La Plenaria de Enfermería es un espacio político que a su vez posibilita otros acontecimientos políticos, que al decir de Fernando Ulloa, se desarrollan a través del *"amor y del respeto, pero sobre todo por la capacidad de pensamiento crítico que tengamos de nosotros mismos y de ese otro humano"*. Y ese otro humano no sólo es el paciente al cual cuidamos, sino que también es ese compañero, ese otro trabajador de la salud que necesita ser mirado desde un horizonte profesional, ético y solidario.

3. La capacitación como una herramienta de poder ética, política y clínica

Capacitar es con-mover. Mover con otros. Proponemos un espacio colectivo posible de decisión de cada uno y con los otros. Como escenario para tramar acuerdos en solidaridad. Maneras de no resignarse a la obscenidad de la naturalidad. Maneras de no aceptar la racionalización de nuestros modos de ser y de hacer. Maneras de no quedarnos en lo acabado del discurso hegemónico como "palabra santa". La capacitación debe ser entendida como hechos colectivos político-clínicos que nos permitan "tomar la palabra y dar la palabra", atravesando el discurso totalitario de la ciencia como pensamiento único y desgarrando una lógica del orden, la vigilancia y el control. Trabajar para que algo acontezca, no como novedad o crisis para ser interrumpida, sino como momento propicio para producir colectivamente inteligencia. La capacitación pensada así intenta protagonizar un acontecimiento que nos guíe hacia la transformación de las instituciones y de quienes las sostenemos. Un acontecimiento que nos ayude a construir espacios de solidaridad y cooperación, espacios que resquebrajen el pensamiento y hagan estallar las ficciones que niegan las diferencias. Un acontecimiento que nos permita hacer asomar otras palabras, muchas palabras, nuestras palabras, palabras calladas, palabras mudas, palabras ausentes, palabras nuevas, palabras inesperadas, palabras sometidas. Un acontecimiento que se presente para traicionar las fuerzas establecidas que demoran u ocultan el surgimiento de un nuevo pronunciamiento. Así permitimos que se habiliten otras composiciones rítmicas. Un acontecimiento que se encamine hacia los deseos y el movimiento y los haga realidad. La liberación del movimiento como maquinación del deseo. El objetivo de ese movimiento hacia el deseo es el de experimentar, sorprender, crear y re-crear, darnos la posibilidad.

Fundar espacios colectivos de deliberación que irrumpan en esa escena cerrada, verticalista y acabada propiciada por el adiestramiento del "Comité de Capacitación y Docencia" existente en cada institución, haciendo estallar sus bordes y desbaratando su punto fijo. Para arribar a "escenarios primarios de aprendizaje" hacia el encuentro con la palabra del otro como herramienta de formación clínico-política, y propiciar lo que dice Michel Foucault *"la insurrección de los saberes sometidos"*, aquellos saberes que están descalificados como insuficientemente elaborados, por debajo del nivel de conocimiento que estipula la ciencia/verdad. Son los saberes del loco, del enfermero, del médico (fuera del discurso hegemónico), del delincuente, del peligroso.

Empezar a pensar otras maneras de capacitarnos que nos orienten hacia la producción de preguntas más que a la simple transmisión de respuestas. Evitar la explicación, pues quien es explicado aprende que él no puede aprender sin que le expliquen. Adoptando una posición siempre pasiva con respecto a la incorporación de conocimientos y, valorando sólo aquellos saberes conceptuales. En la explicación siempre hay alguien que sabe más, generando las eternas dicotomías: ignorante-inteligente, los que saben-los que no saben, científico-empírico, etc.

Capacitando desde esta perspectiva ponemos en juego esos saberes de abajo, negados, silenciados o excluidos que nos ayudan a producir acontecimientos discursivos interdisciplinarios, entendiendo a éstos como quiebres de la continuidad hegemónica de conocimiento/verdad propuesta desde los espacios de poder y de saber del iluminismo.

4. La escritura para dar cuenta

Las instituciones de salud son instituciones médicas. Y pensada así la salud es la medicina. Y pensada así la política en salud es el poder médico con todo su aparato teórico, ideológico, técnico, institucional y normativo. Adiestramiento de sujetos a través de un discurso de poder que "enseña" un saber cobijado por instituciones que practican hegemonía. Adiestrados que sustentan ese saber cotidianamente a través de registros, pases de guardia, prescripciones, carnet de carenciados, diagnósticos, programas preventivos, interconsultas o estudios especiales, entre otras cosas.

Dar cuenta es darse cuenta, es por ello que debemos dar cuenta para romper con la lógica que sostiene el manicomio.

¿Pero cómo operar dónde casi no existe la palabra?

Marcelo Percia dice *"quizá escribir sea un modo de hacer aparecer las marcas de la política en el pensamiento. Cuando la escritura pone a la vista que el estremecimiento falta a la palabra, hace escuchar los acatamientos que en esas voces se callan".*

La escritura es movimiento y su lectura es conocimiento. El escribir es un acto, tal vez solitario, pero que tiene la impronta colectiva del compartir. Escribir se construye como cicatriz de la experiencia, y como potencia que impulsa a las palabras a ir más allá de sí, de lo que nombran, de lo que inventan.

Pensar la escritura como clínica de la subjetividad, como una insistencia a la sustitución de una lógica que nos reduce a los modelos habituales y nos condena a la precarización de los patrones académicos.

La escritura nos posibilitará así, crear un escenario de contrapuntos que nos permitan captar esa energía presta a estallar, esa potencia que se resiste y que porfía.

Escribir es un método de producción subjetiva y, por lo tanto es un hecho político: el de la reivindicación de la memoria frente a las estrategias de olvido y expropiación de la palabra implementadas por el poder. La experiencia de *La Revista de Enfermería en Salud*

Mental "Tomar la palabra", marca un antes y un después de la intervención de enfermería en el tratamiento de la clínica de la subjetividad en la Colonia Psiquiátrica de Oliveros; así enfermería sale del silenciamiento y se pronuncia política y clínicamente en el interior del equipo terapéutico.

Escribir las prácticas es una manera de contrarrestar aquellos discursos que organizan la producción e interpretación de los enunciados, y rigen los modos de hacer y de pensar, los gestos, los detalles y las conductas humanas. Como dice Foucault, desordenar el "orden del discurso" -que instaura divisiones y dominaciones, promociona la violencia simbólica y hace ser a lo que designa- como una manera de articular la construcción discursiva del mundo social con la construcción social de los discursos.

Escribir las prácticas con el objetivo de propiciar acontecimientos de toma del poder que inviertan las relaciones de fuerzas, debiliten la dominación hegemónica y la hagan estallar en las fronteras discursivas.

Una palabra, cualquier palabra puede estar allí, y no conmover a nadie. Hasta que aparece, se re-aparece en escena esa palabra ausente, olvidada, negada, detenida, congelada, escondida, invisible. Y comienza a tener presencia después de muchas ausencias. Provoca, motiva, convoca, invoca a la memoria. Esa aparición lingüística, ese enunciado, ese pronunciamiento: transforma... y así aparece desde *"la numerosidad social que habla"* la producción colectiva de inteligencia y el pensamiento crítico. Fernando Ulloa sostiene que *"No hay pensamiento crítico sino hay procederes críticos."*

III

Mensajes para sanar una historia[1]

"...sólo tengo la necesidad de saber, para poder comprender y poder sanar..."

Hola como estas. He leído en internet lo tuyo sobre el manicomio. Me gusto mucho, quisiera preguntarte ¿desde que año trabajaste en el psiquiátrico de Oliva? Yo tuve allí internado a mi padre, al que nunca conocí. En los años 1960, y cerca de los 70, lo trasladaron a la Colonia de Santa María de Punilla.
Desde ya muchas gracias.

---

[1] Estas palabras son parte de los correos que nos fuimos intercambiando con María de los Ángeles Morales, desde el 19 de agosto de 2009 hasta la fecha, cuando ella lee el texto del Manicomio por Internet y a partir de allí empieza a develar parte de su novela familiar. Solo quería transmitir algo de lo que significó para esta persona dar con el texto, conocer la cotidianidad de la lógica manicomial y además encontrar parte de su historia familiar negada.

Hola Fernando te agradezco enormemente tu aporte. Es una Historia muy dura, y yo necesito saber para poder sanar, ya que todo esto me marco mucho.
Mi abrazo para vos. Ha sido un placer haberte encontrado.

Hola Fernando, ya me comunique con un enfermero de Oliva, que es el subdirector del hospital, me atendió muy amablemente en medio de una reunión, me tomó los datos de mi padre. Le di mi correo porque me va a preparar algo y lo enviara. Realmente estoy agradecida de la atención prestada. Intente llamar al enfermero de Santa María...
Hasta pronto.

Gracias Fernando, todos los datos me sirven muchísimo, voy a buscarlo. Lo que viste en ese block, es todo lo que se de mi padre, lo internaron cuando yo tenia dos años y mi hermano era bebé. Yo no tengo recuerdos de él. Solo tengo muchas dudas. Él llego a la Argentina en 1955 con una gran ilusión de formar una familia con mi madre, que también había venido de España. Que paso después, no lo tengo muy claro. Mi madre ya falleció, antes yo le había hecho preguntas sobre el tema, pero ella solo lloraba. He encontrado un expediente Judicial de juicio de insanía, que lo tengo que volver a leer pues no se si quedo trunco o no. Todo esto sucedió en San Juan donde yo nací, a papá lo internaron en el psiquiátrico de San Juan, pero como lo dejaban salir e iba hasta mi casa decidieron trasladarlo a Oliva. Me crié escuchando discusiones entre mi abuela y mi madre, ya que la primera no quería que mi padre regresara, ni siquiera quería que las cartas que enviaba él llegaran a mi casa, tal es así que mi mamá tuvo que poner la dirección de su trabajo. En el año 1973 envían un telegrama que mi padre estaba grave, con tanta mala suerte que llego un día feriado y mi madre se entero después del feriado cuando fue a su trabajo.
Como veras la cosa era complicada... Pero mi intención no es culpar a nadie, solo tengo la necesidad de saber para poder comprender y poder sanar. Lo que siento es que yo percibo que todo esto fue injusto, hay una pregunta que siempre retumba dentro mío ¿Habrá estado enfermo mi padre? ¿o lo quisieron alejar de la familia?

Siento que mi padre no tuvo opción, pues que le queda a un hombre que dejo su tierra, sus hermanos y se encontraba tremendamente solo.
Gracias por escucharme, mi abrazo para vos.

Hola Fernando esta tarde hable con el enfermero de Santa María, me sugirió que seria conveniente ir allí acompañada de cierta documentación sobre mi padre y mía, para poder acceder a el archivo. Se ofreció a ayudarme bajo esos términos que me parecen correctos aunque mi necesidad de saber quizás sea incomprensible dado a los años que han pasado, pero hay un tiempo para todo. Si bien hay mucha gente que se resigna esa no soy yo. Gracias a Dios estoy en terapia y puedo trabajar todo esto. Esta tarde en medio de mi angustia busque unas cartas de mi padre y el enfermero que estaba allí con él.
Gracias y mi abrazo para ti.

Hola Fernando, te agradezco enormemente tus palabras... Hoy he estado pensando tantas cosas, creo que somos bastante fuertes para llevar tanto dolor a cuesta. Quizás mi padre hoy me haya dicho no vayas a rescatarme yo ya no estoy allí, estoy libre... Creo que en el fondo uno siempre sabe la verdad, si bien muchas veces nos adormecemos, la verdad esta siempre dando vuelta dentro de uno. Quiero perdonarme y perdonar... sigo apostando por la vida, por el Amor, por la familia. Esta vida amarreta no va poder conmigo. Se que hay muchos que sufren, y hay muchas injusticias en esta tierra.
Valoro inmensamente lo que hacen ustedes por todos aquellos que sufren, que son olvidados, es una realidad muy cruda, pero que no hay que taparla. Yo he podido comprender muchas cosas a través de la información de esos lugares, información que me hubiera gustado tenerla mucho antes cuando todavía estaba a tiempo de ir a abrazarlo fuerte, muy fuerte a mi papá. Se que el abrazo de sus hijos, es lo que le hubiera dado la pauta a Él para luchar, para saber que tenia su lugar acá afuera en el mundo de los locos.
Mi abrazo para vos.

Hola Fernando, me alegra que publiquen tu articulo sobre el manicomio ya que te digo que a mi me ayudo muchísimo, realmente uno tiene que saber como es todo eso en la realidad diaria que se vive allí, es la única forma que pueden cambiar muchas cosas, yo tenia ideas sueltas una por aquí otra por allá y eso generaba algo que no podía entender. Después que leí todo esto se me ordenaron todas las cosas de una manera, el rompecabezas se armo solo, y aunque me duela en el alma tengo mi rompecabezas armado. Es tan terrible recibir mensajes errados y contradictorios que lo único que hacen es hacerte perder en la vida.

Sigue trabajando en todo esto sigue investigando y escribiendo es la única manera de poder hacer algo por todos aquellos marginados y olvidados. Cuenta conmigo siempre y estoy a tu disposición.

Mi abrazo

Hola Fernando, que lindo que hayas realizado esto, tu libro puede ayudar a mucha gente, a mi me basto leer ese articulo del manicomio para darme cuenta de muchas cosas, esos largos quince años de mi padre allí, abandonado, sin familia. Este dolor es muy grande y va conmigo siempre, no puedo evitarlo. Muchas veces siento que he vivido siempre también yo en un manicomio. Esa es la sensación que tengo. Estas historias no pueden repetirse. Por favor sigue investigando, continua escribiendo.

Mi abrazo

Reflexión final

"Soñar, el que no sueña no puede construir nada"

Hebe de Bonafini

La historia de los manicomios en nuestro país es fecunda, y ha dejado no sólo instituciones totales alejadas de los centros poblados, sino que también ha creado toda una parafernalia de prácticas y teorías represivas-custodiales de encierro hacia el diferente que se han expandido a lo largo y a lo ancho de la formación de los trabajadores de la salud y de la comunidad misma.

La ilusión del autor es la de poder llegar a aquellos rincones del pensamiento negado y apersonarlo en palabras que resignifiquen su existencia. Esa existencia silenciada y marginada del saber popular, ese saber sabio que el poder normalizador se encarga sistemáticamente de descalificar.

Dar cuenta significa también:

Atravesar esos muros invisibles que sustentan el manicomio.

Esas paredes infranqueables que están en nuestras maneras de hacer, de ser y de pensar profesionalmente, y que nos estereotipan, nos dependizan, nos obturan la creatividad y el pensamiento crítico. Sustituir esa lógica de la naturalización de la mortificación, la enfermedad, la dependencia y la marginación por la producción de vida, de ternura y de felicidad. *"No es una cuestión menor del amor el permitirnos creer que nos entendemos o que, al menos, podemos llegar a hacerlo"*, nos dice Gustavo Castaño.

Reflexionar, que el manicomio no está solamente en la institución, la lógica manicomial se sustenta en la sociedad. Ésta es la formadora de "peligrosos", y para ellos tiene designada instituciones, teorías, prácticas e ideologías que los excluyen y los esconden como si no fueran productos sociales.

Combatir los modos y las vías de atontamiento del aparato disciplinario. Si realmente hay algo por enseñar es que no tenemos nada por enseñar, excepto a usar nuestra propia inteligencia para producir vivencias con la suficiente intensidad como para asistir a transformaciones colectivas que nos permitan dejar una vida moral para arribar a una vida ética.

Develar las certezas colonizadoras del capitalismo que enajenan a las personas, a sus afectos, sus decires, sus pasiones y sus contradicciones normalizando sus cuerpos y sus mentes, y uniformando sus maneras de discernir y de desear.

La imperiosa necesidad de diseñar políticas de enunciación capaces de sustituir la tendencia hegemónica de la psiquiatría, para que los grupos sometidos por este saber (entre ellos Enfermería y el mismo paciente) puedan analizar su situación y favorecer la emergencia de acontecimientos discursivos con el objetivo de revertir las tendencias disociadoras a que están subsumidas sus lenguas y sean respetados en sus diferencias y no condenados al prejuicio social de la ignorancia.

Abrir un campo desde la lucha ideológica, allí donde las personas expresen sus modos de resistir a través de la construcción colectiva de alternativas de poder popular. Así pensado el sujeto colectivo, como sujeto de poder, se produce y se reproduce a nivel económico, político y también cultural.

Establecer una concepción ética orientando nuestra práctica clínica a pensar e intervenir desde la producción de subjetividad.

Posibilitar la palabra a esa persona que sufre, para de esa manera reconocerlo como un semejante y, así despojarnos de poderes que someten, discursos que silencian y prácticas que disciplinan.

Hablar de lo que nos está pasando como trabajadores de la salud en un sistema que enferma y nos enferma. Cuidarnos a nosotros mismos. Observar críticamente nuestras prácticas abrevando de la historia, la discusión, la reflexión y la cotidianidad. En nuestra cotidianidad está arraigado hasta en las más pequeñas acciones el manicomio, es imperioso buscar otras maneras de hacer y de ser a través de una teoría-práctica que nos devuelva una praxis nueva y oxigenadora que nos anime a plantear otra política, y otra clínica. Es urgente formar recursos humanos que abreven de esta praxis.

Fomentar espacios abiertos de interlocución y producción, de encuentros de las escrituras de las experiencias que posibilite compartirlas con otros e inscribirlas en una tarea colectiva. Momentos de re-habilitar el pensamiento, como modos de formación-capacitación, de gran importancia en nuestro compromiso con el proceso de sustitución de las lógicas manicomiales.

Abrazar la política, entendida ésta como hacer cotidiano. Delinear, debatir y proponer desde lo cotidiano como una acción política. Tengamos en cuenta que siempre estamos tomando una decisión, aunque digamos "yo no me meto en política", aún así estamos tomando una decisión. Politizar es la única manera de dejar de quejarnos, para empezar a proponer.

Encauzar ese malestar, no hacia la desesperanza o la desilusión, sino hacia proyectos que apunten hacia un futuro (tan denegado por la estructura manicomial), el futuro es el tiempo y el tiempo es la utopía, es la apuesta que debemos confiarnos para "estar llegando siempre". El malestar está, no es inventado, se palpa, se sufre, se lleva, se niega, se descarga; pero también se puede revertir... Este sistema es el causante de ese malestar, es más, éste sistema es el malestar mismo. Reflexionemos sobre esto, es urgente y necesario transformar ese "vivir con malestar" para empezar a "compartir el bienestar", por que sino los crónicos también podemos llegar a ser nosotros.

La idea de este texto, es que todos estos dichos, saberes, hechos y anécdotas cotidianas se subleven, se nombren, existan y/o aparezcan refundando el deseo allí donde la negación de las posibilidades se ha hecho natural; buscando alternativas a través del esfuerzo colectivo que nos orienten hacia la construcción de la esperanza, dotando de consistencia organizativa a todos los sectores de la sociedad, pero especialmente a ese trabajador que está cuerpo a cuerpo con la locura y se resiste a un depósito alienante que sistemáticamente desconoce los derechos de las personas.

Bibliografía

ABONIZIO, Adrián. Príncipe del manicomio.

ACEVEDO, Carlos. *"Asi-lo vivo"*. Córdoba, septiembre de 1994.

ALBANO, Sergio. *"Michael Foucault. Glosario Epistemológico"*. Quadratas. Bs. As. 2003.

AGAMBEN, Giorgio. *"Estado de excepción"*. Segunda Edición. Adriana Hidalgo Editora S. A. Argentina, 2004.

BLEICHMAR, Silvia. "Dolor país". 3º Edición. Libros del Zorzal.

CASTAÑO, Gustavo. *"Pensar lo institucional desde la experiencia Oliveros"*. Trabajo inédito. Oliveros, Santa Fe.

CEBALLOS, Fernando (compilador). *"Palabras de Enfermería...*

reflexiones para una actitud ética en el cuidado-enfermero en salud mental". SEMA Editora. Córdoba, 2004.

CLARIÁ, Alejo. Revista de la Concurrencia Interdisciplinaria en Salud Mental de la Colonia Psiquiátrica "Dr. Abelardo I. Freire" de Oliveros, Provincia de Santa Fe – Rep. Argentina. Nº 1 – Año 1 - Marzo 2008

CHARTIER, Roger. *"Escribir las prácticas. Foucault, de Certeau, Marín"*. Manantial. 1996. Bs. As.

DE CERTEAU, Michael. "La invención de lo cotidiano. Artes del hacer". Universidad Iberoamericana. 1º Edición en español 2007.

DERRIDA, Jaques. *"Sobre la hospitalidad"*. Entrevista en Staccato. Traducción Peretti y Vidarte en "Palabra" Tratta, 2001.

DONDA, Cristina Solange. *"Lecciones sobre Michael Foucault. Saber, sujeto, institución y poder político"*. Colección Conjetura de Filosofía Nº 4.Universitas. Segunda Edición. Córdoba. Argentina 2005.

DUSSEL, Enrique. *"La eticidad de la existencia y la moralidad de la praxis latinoamericana"*. Del libro *"Introducción a la filosofía de la liberación"*. 2005.

FEINMANN, José Pablo. *"Los olvidados"*. Diario Página 12. 2004

FEINMANN, José Pablo. *"América latina, origen y despojo"*. Página 12. Contratapa. 2005.

FERRARI, Héctor. *"Psicopatología general y psiquiatría dinámica"*. Editorial Kosmos. Córdoba, agosto de 1997. Pabellón Perú, Ciudad Universitaria.

FOUCAULT, Michael. *"El poder psiquiátrico"*. Fondo de la Cultura Económica. Bs. As. 2005.

FOUCAULT, Michael. *"Seguridad, territorio, población"*. Fondo de la Cultura Económica. Bs. As. 2006.

FOUCAULT, Michael. *"Historia de la locura en la época clásica II"*. Breviarios. Fondo de Cultura Económica. Séptima reimpresión. II edición. México 1998.

GARCÍA HODGSON, Hernán. *"Foucault, Deleuze, Lacan: Una política del discurso"*. Quadrata, Bs. As. 2005.

GOFFMAN, Erving. "Internados: Ensayo sobre la situación social de los enfermos mentales". Amorrortus, 2008.

JAURETCHE, Arturo. *"Manual de las zonceras argentinas"*. Obras Completas, volumen 2. Corregidor, 2006.

MALDONADO, Araceli; Pedraza, Graciela y Naides, Eduardo. *"El asilo. Memorias de la vida cotidiana (Oliva, 1914-2001)"*. Noviembre de 2002.

MANNONI, Maud. *"El psiquiatra, su loco y el psicoanálisis"*. Siglo XXI, Undécima Edición 2004, Bs. As.

Movimiento de Trabajadores Desocupados de San Francisco Solano. *"El taller del maestro ignorante"*. Bs. As. Enero de 2005.

NIETZSCHE, Friedrich. *"Genealogía de la moral"*. Gradifco. Bs. As. Octubre de 2003.

PELLEGRINI, Oscar. *"En el nombre de la clínica"*. Texto del Seminario Extracurricular del Nuevo Centro de Estudiantes de Psicología de la UNR. Agosto de 2002.

PERCIA, Marcelo y CIRIANNI, Maluca (Compiladores). *"Salud y Subjetividad. Capacitación con enfermeras y enfermeros en un psiquiátrico"*. Lugar, Bs. As., 1998.

PERCIA, Marcelo. *"Deliberar la psicosis"*. El Lugar. Bs. As. 2004.

PAVÓN, Héctor. *"Las lenguas que colonizan"*. Revista Ñ. Clarín. Nº116. Diciembre de 2005. Bs. As.

Revista de Enfermería en Salud Mental: *"Tomar la palabra"*. Año1. nº 1, 2, 3 y 4. Colonia Psiquiátrica Dr. Abelardo Freire. Oliveros. Santa Fe.

SAER, Juan José. *"Las nubes"*. Seix Barral. Biblioteca Breve. 1997.

SOTOLANO, Oscar. *"Eros o la cultura del malestar"*. De la Revista TOPIA. Nº 42. Año XIV. Noviembre de 2004/ Marzo de 2005.

SOUSA CAMPOS, Gastâo Wagner. *"Paideia y gestión: Un ensayo sobre soporte en el trabajo en salud"*. Publicado en la "Salud Colectiva". Volumen 1. Número 1. Enero/abril de 2005.

STEINBECK, Malvina. Revista de la Concurrencia Interdisciplinaria en Salud Mental de la Colonia Psiquiátrica "Dr. Abelardo I. Freire" de Oliveros, Provincia de Santa Fe – Rep. Argentina. Nº 1 – Año 1 - Marzo 2008

TANI, R., Carrancio, B., Núñez, M. y Pérez, E. *"La práctica pedagógica crítica de José Luis Rebellato"*. El Catoblepas, N° 23, enero de 2004.

ULLOA, Fernando. *Entrevista de Vicente Zito Lema y Gregorio Kazi*. Setiembre 2001. Página 12.

ULLOA, Fernando. *"Sociedad y crueldad"* (notas preliminares).

ULLOA, Fernando. *"Novela clínica psicoanalítica. Historial de una práctica"*. Paidós. Psicología Profunda. 1º edición, 1995.

VARELA, Cristian. *"Institución de la ternura"*. Pagina 12. Sección Psicología. 2005.

ZITO LEMA, Vicente. *"Delirium Teatro. Obra teatral completa"*. Bs. As. 1999.

ZITO LEMA, Vicente. "Conversaciones con Enrique Pichón *Rivière sobre el arte y la locura"*. Ediciones Cinco. Buenos Aires. 1986.

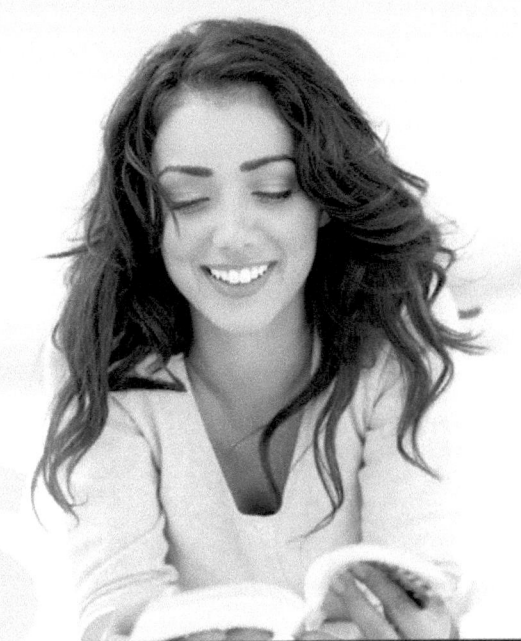

i want morebooks!

Buy your books fast and straightforward online - at one of world's fastest growing online book stores! Free-of-charge shipping and environmentally sound due to Print-on-Demand technologies.

Buy your books online at
www.get-morebooks.com

¡Compre sus libros rápido y directo en internet – en una de las librerías en línea con más crecimiento acelerado en el mundo! Envío sin cargo y producción que protege el medio ambiente a través de las tecnologías de impresión bajo demanda.

Compre sus libros online en
www.morebooks.es

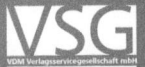

VDM Verlagsservicegesellschaft mbH
Dudweiler Landstr. 99
D - 66123 Saarbrücken

Telefon: +49 681 3720 174
Telefax: +49 681 3720 1749

info@vdm-vsg.de
www.vdm-vsg.de

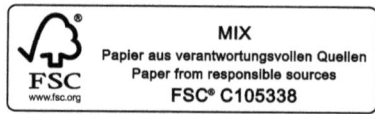

Printed by Books on Demand GmbH, Norderstedt / Germany